Dr. Gertrud Scherf

Gesundheit
von der Fensterbank

Altes Kräuterwissen wiederentdeckt

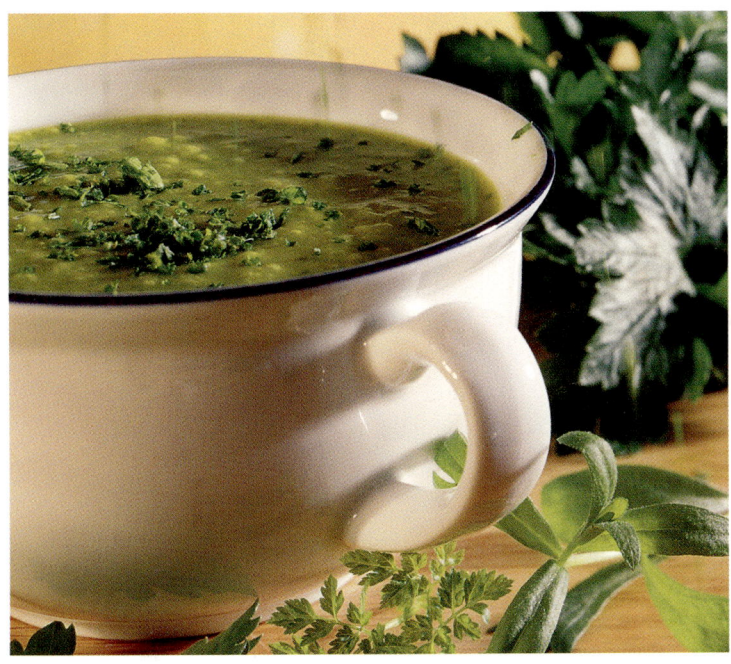

LUDWIG

Inhalt

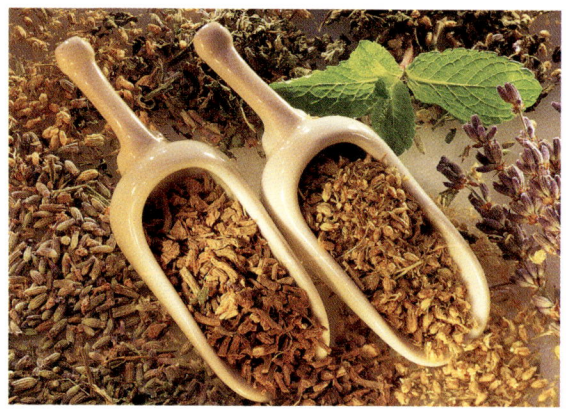

Getrocknete Kräuter sind die Basis für zahlreiche pflanzliche Heilmittel.

Vorwort

Freu(n)de ohne Umstände

Wen lockt sie nicht, die Vorstellung von einem kleinen Gärtchen voll duftender Kräuter, an deren Wachsen man sich erfreut und die Frische, Abwechslung und einen Hauch von Mittelmeer in die heimische Küche zaubern? Was aber tun, wenn möglicherweise kein Balkon, geschweige denn eine Terrasse oder ein Garten vorhanden sind? Oder wenn Sie meinen, dass Ihnen der berühmte »grüne Daumen« fehlt und Sie zudem nur wenig Zeit haben?

Dieses Buch will Ihnen helfen, die Hemmschwelle vor dem Gärtnern zu überwinden. Gerade Küchenkräuter eignen sich hervorragend für diesen Zweck, denn sie lassen sich nicht nur ganz einfach ziehen, sondern sind auch äußerst pflegeleicht und benötigen nur wenig Platz – schon eine Fensterbank können Sie mit wenig Aufwand in ein duftendes Kräutergärtchen verwandeln. Darüber hinaus belohnen sie uns mit raschem Wachstum, schönem Aussehen und natürlich mit ihrem wunderbaren Aroma und köstlichen Geschmack. Lassen Sie sich also in die Welt der Küchenkräuter entführen und zum Anlegen eines eigenen Kräutergärtchens inspirieren. Und das Beste: Sie können gleich damit anfangen, selbst wenn draußen gerade tiefster Winter herrschen sollte.

Auch in anderen Kulturkreisen werden viele unserer traditionellen Kräuter in der Küche verwendet und spielen darüber hinaus als Heilmittel eine große Rolle, etwa in der Chinesischen Medizin oder im indischen Ayurveda.

Was sind eigentlich Küchenkräuter?

Botaniker verstehen unter einem Kraut eine Samenpflanze, die im Gegensatz zu Sträuchern und Bäumen hauptsächlich aus krautigen grünen und weniger aus verholzten Teilen besteht. In der Nutzpflanzenkunde werden Kräuter etwas allgemeiner als Pflanzen mit nutzbaren Inhaltsstoffen bezeichnet. Darunter fallen auch die Heilpflanzen –

Pflanzen, deren Rinde, Wurzeln, Blätter, Blüten oder Samen als Heilmittel genutzt werden. In diesem Buch geht es ausschließlich um Küchen- oder Würzkräuter, also um Pflanzen, deren Blätter oder Blüten zum Würzen und Verfeinern von Speisen verwendet werden. Viele dieser Kräuter haben daneben aber auch gesundheitsfördernde Eigenschaften und sind deshalb gleichzeitig Heilkräuter.

Küchenkräuter können mehr

In der Volksmedizin fanden früher alle heute gebräuchlichen Kräuter bei unterschiedlichsten Beschwerden und Krankheiten in irgendeiner Form Verwendung. Nicht wenige von ihnen wurden sogar als Verhütungs- oder Abtreibungsmittel eingesetzt, andere wiederum als Mittel zur Steigerung von Potenz und Fruchtbarkeit. Auch in der modernen Pflanzenheilkunde, der Phytotherapie, sind einige Küchenkräuter offiziell als Heilmittel anerkannt – bekannt ist beispielsweise die vorzügliche Heilwirkung des Thymians auf die oberen Luftwege bei Katarrhen –, und ebenso zählt die Homöopathie, eine Therapierichtung, die heute immer mehr Anhänger findet, eine Reihe von Küchenkräutern als Urtinktur oder potenziert zu ihren pflanzlichen Heilmitteln. Nicht zuletzt werden Küchenkräuter seit langem vielfach in der Kosmetik eingesetzt.

Auch in anderen Kulturkreisen sind einige unserer traditionellen Küchenkräuter nicht unbekannt und werden wie bei uns als Würz- und Heilkräuter genutzt. In der Traditionellen Chinesischen Medizin sind das etwa Basilikum, Dill, Minze, Rosmarin oder Thymian, und im Ayurveda, der indischen Gesundheitslehre, werden vor allem Basilikum, Petersilie und Salbei verwendet.

Viele Küchenkräuter hatten bei unseren Vorfahren auch eine symbolische Bedeutung für wichtige Stationen im Lebens- und Jahreslauf: Rosmarin sollte bei Geburt, Hochzeit und Tod böse Geister fernhalten, Dost war einer der Hauptbestandteile im Kräuterbüschel bei der Kräuterweihe zu Mariä Himmelfahrt, und mit Liebstöckel schützte man sich vor Hexen und Zauberei.

Küchenkräuter fanden auch in einer Reihe alter Volkslieder Eingang: »Rosmarin und Salbeiblättlein schenk' ich dir zum Abschiedsgruß, und dies sei mein letzt' Gedenken, weil ich dich verlassen muss.«

Ein Hauch von Süden

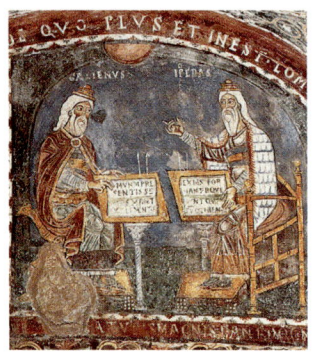

Die Herkunft der Küchenkräuter

Alle heute bekannten Küchenkräuter wurden schon im Altertum und Mittelalter von verschiedenen Menschengruppen in unsere Breitengrade eingeführt und kultiviert. In der bewegten Geschichte unserer Küchenkräuter spiegelt sich ein interessanter Abschnitt der Kulturgeschichte Mitteleuropas wider, und schon allein deshalb lohnt es sich, der »Biographie« dieser Pflanzen einmal nachzugehen.

Römische Eroberer

Unser Wort »Garten« geht auf das indoeuropäische Wort »ghorto« zurück und bedeutet übersetzt »Umzäunung«. Ein Garten war demnach ein geschützter Bereich, in dem der Mensch Pflanzen für seinen Bedarf anbaute. Zur Zeit der Kelten und Germanen waren die Gärten in unserem Land allerdings noch recht dürftig – es wurden vor allem Kohl, Möhren und Erbsen angebaut, daneben Kümmel und eine Vorform der Petersilie.

Dagegen kultivierten die Griechen und Römer der Antike bereits eine große Anzahl verschiedenartiger Pflanzen, darunter auch viele Würz- und Heilkräuter, und die griechischen Ärzte Hippokrates (460–375 v. Chr.) und Galenos (129–199 n. Chr.) sowie der römische Naturforscher Plinius (23–79 n. Chr.) beschäftigten sich intensiv mit den verschiedenen Heilpflanzen.

Mit der Eroberung Germaniens brachten die Römer ihre Gartenkultur zu uns über die Alpen und damit auch solche südländischen Pflanzen, die im raueren Klima des Nordens gedeihen konnten: Neben verschiedenen Gemüsesorten, Zierpflanzen und Obstbäumen gehörten dazu Küchenkräuter wie Dill, Kerbel und Petersilie, wahrscheinlich auch schon Rosmarin und Salbei.

Der große griechische Arzt Hippokrates (460–375 v. Chr.) gilt als Begründer der wissenschaftlichen Heilkunde in Europa. Die Ernährung – und damit auch die Wissenschaft von den Kräutern – war ein wichtiger Teil seiner medizinischen Lehre.

Benediktinermönche und -nonnen

Nach dem Untergang des Römischen Reiches und den Wirren der germanischen Völkerwanderung gründete Benedikt von Nursia im 6. Jh. n. Chr. das südöstlich von Rom gelegene Kloster Montecassino. In der Ordensregel wurde dem Gartenbau eine zentrale Rolle zugewiesen, denn der Klostergarten war ein Ort, an dem nützliche Arbeit verrichtet wurde und der gleichzeitig einen natürlichen Raum für Gebete und Kontemplation bot.

Die Benediktinermönche und -nonnen erwarben großes Wissen um die Kultivierung und den Gebrauch vieler Würz- und Heilkräuter. Bald gründeten sie Klöster in ganz Europa und kultivierten auch in den hiesigen Klostergärten neben exotischen Pflanzen Küchenkräuter wie Basilikum, Bohnenkraut, Lavendel, Majoran, Thymian und Ysop. Aus den Klostergärten gelangten die Heil- und Küchenkräuter schließlich in die Gärten der Bauern. Kaiser Karl der Große (747–814 n. Chr.) unterstützte das Bemühen der Benediktiner und erließ eine Verordnung, das »Capitulare de villis«, in der er den Anbau bestimmter Pflanzen in den Reichsgütern vorschrieb, darunter Küchenkräuter und Gewürze wie Anis, Bohnenkraut, Dill, Eberraute, Kerbel, Koriander, Kümmel, Kreuzkümmel, verschiedene Minzesorten, Muskatellersalbei, Salbei, Rosmarin und Schnittlauch.

Die berühmte Benediktineräbtissin Hildegard von Bingen legte in ihren Ernährungsratschlägen für Kranke besonderen Wert auf die Heilwirkung der Küchenkräuter und -gewürze.

Auch heute noch werden Würz- und Heilkräuter in Benediktinerklöstern kultiviert.

7

Von Kreuzfahrern und Abenteurern

Neue Pflanzen und arabisches Wissen über den Gartenbau und die Heilkraft der Kräuter brachten vom 12. Jahrhundert an die Kreuzfahrer von ihren langen Reisen in den Nahen Osten mit, wohin sie aus vielen Ländern Europas ausgezogen waren, um die heilige Stadt Jerusalem von der Herrschaft der Moslems zu befreien. Dort kamen sie mit der hochentwickelten arabischen Kultur und deren Koch- und Heilkunst in Berührung und brachten neue Pflanzen, wie etwa Estragon, sowie neues Wissen über den Gartenbau und die Heilwirkung der Kräuter mit zurück in ihre Heimat. Andere, ursprünglich aus dem östlichen Mittelmeerraum stammende Würzkräuter wie Basilikum, Borretsch, Majoran, Melisse und Ysop erhielten neuen Auftrieb, da die Kreuzfahrer nicht nur neue Sorten, sondern auch unbekannte Koch- und Heilrezepte mitbrachten. Bald war es üblich, wie auch später in der Renaissance, den Boden von Wohnräumen mit duftenden Kräutern zu bestreuen. Auf diese Weise vertrieb man lästige Insekten und sorgte gleichzeitig für ein gesundes Raumklima.

Eine besonders interessante Episode über die Heilkraft der Kräuter in Verbindung mit Essig ist uns aus Frankreich überliefert. Um 1630 wütete in Toulouse die Pest, die Zehntausende von Toten forderte, und die Menschen hatten große Angst vor Ansteckung. Damals sollen vier Diebe festgenommen worden sein, die wochenlang Sterbende und Leichen ausgeplündert, sich dabei aber nicht infiziert hatten. Nach dem Versprechen des Magistrats, sie freizulassen, wenn sie ihr Geheimnis preisgäben, verrieten sie, dass sie täglich Gewürzessig tranken und sich von Kopf bis Fuß damit einrieben. In diesem Essig enthalten waren Pflanzen mit einem besonders hohen Anteil an ätherischen Ölen wie Zimt, Nelken, Muskat und Knoblauch sowie Rosmarin, Salbei, Lavendel, Minze und Eberraute.

> **Mönche und Nonnen bauten die Kräuter nicht nur an, sondern brauten aus ihnen auch »geistreiche« Getränke. Sie wussten, dass Kräuterliköre – im rechten Maß genossen – Seele und Körper stärken.**

Kräuter im Volksglauben

Im Volksglauben und in der Volksheilkunde spielten Küchenkräuter seit dem Mittelalter eine wichtige Rolle. Man war sicher, dass die aromatischen Kräuter nicht nur großes Unheil und Blitzschlag abwehren, sondern auch Hexen, Dämonen und dem Teufel die Kraft rauben können. Als eine solche schützende Pflanze galt etwa Rosmarin oder auch Dost *(Origanum vulgare)*, über den in vielen Gebieten Deutschlands die Sage umging, dass sich ein Mädchen einst mit Hilfe der Pflanze, die es heimlich bei sich trug, gegen den Teufel, der sie verführen wollte, erfolgreich zur Wehr setzen konnte. Der Böse soll dann während seines Rückzugs den zornigen Reim von sich gegeben haben: »Roter Dost! Hätt' ich dich gewusst, hätt' ich dich vernommen, wär' ich nicht gekommen!«

An Mariä Himmelfahrt wurde – und wird in vielen Pfarreien auch heute wieder – die Kräutersegnung durchgeführt, die ihre Wurzeln in den keltischen und germanischen Erntefeiern hat. Dabei weihte man in der Kirche Sträuße aus lokal unterschiedlichen Pflanzen, zu denen neben Heilpflanzen wie Johanniskraut und verschiedenen Getreidearten auch verschiedene Küchenkräuter gehörten. Diese geweihten Sträuße hängte man dann im Haus oder Stall auf, und Teile davon wurden bei Gewitter verbrannt oder bei Krankheit an das Vieh verfüttert und im Stall verräuchert.

Der volkstümliche Name »Altweiberschmecken« für den Dost rührt daher, dass ältere Frauen früher kleine Sträuße dieser Pflanze mit in die Kirche nahmen, um durch Riechen an der Pflanze ein peinliches Einschlafen während der Andacht zu verhindern.

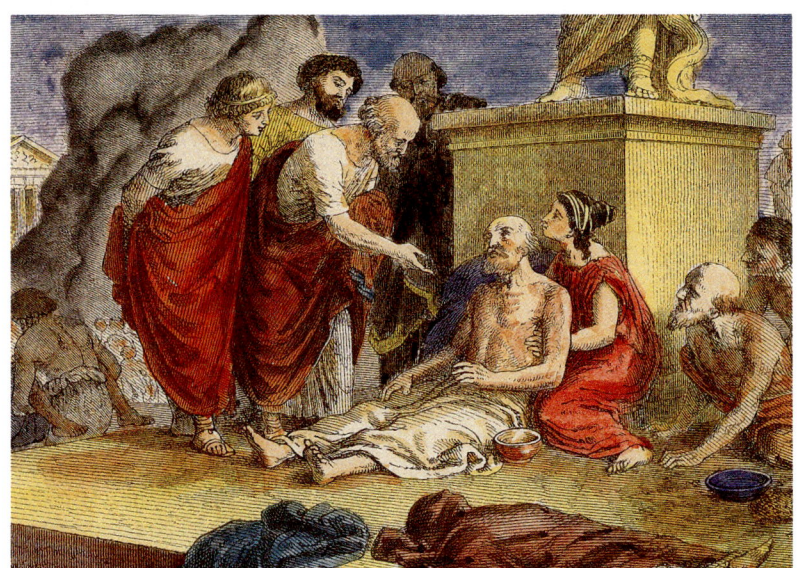

Im 17. Jahrhundert wurden Kräuter- und Gewürzessige zum Schutz vor Ansteckung gegen die Pest verwendet.

9

Der eigene Kräutergarten

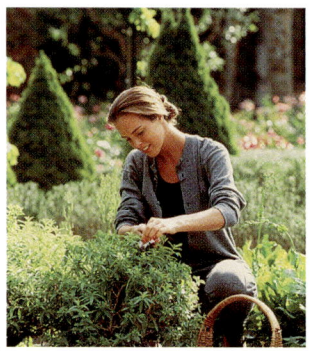

Ein eigener Kräutergarten – und sei er noch so klein – bereitet viel Freude.

Schon an ihrer Geschichte lässt sich ablesen, dass Kräuter äußerst vielseitige und interessante »Mitbewohner« sind. Das folgende Kapitel soll Ihnen als kleiner Wegweiser dienen, wo und wie Sie Ihren eigenen kleinen »Klostergarten« am besten anlegen. Ein Kräutergarten im Haus, auf der Fensterbank oder auf Balkon und Terrasse stellt nur wenig Ansprüche, die Sie allerdings unbedingt beachten sollten, damit Sie sich später unnötige Arbeit ersparen.

Kräuter im Zimmer

Wenn Sie keine geeignete Außenfensterbank haben, können Sie Ihren Kräutergarten entweder auf einer Innenfensterbank anlegen, oder Sie bringen im Zimmer an einer sonnigen, gut zugänglichen Stelle ein Regal an, auf das Sie Ihre Kräuter stellen. Sie werden sich wundern, wie positiv ein solcher kleiner Kräutergarten die Atmosphäre in einem Raum verändern kann!

Zur Kultivierung im Zimmer besonders gut geeignet sind alle einjährigen Kräuter. Für Anfänger oder wenn Sie nur wenig Zeit haben, empfiehlt es sich, mit Kräutern zu beginnen, die Sie in Gefäße aussäen, an Ort und Stelle belassen und relativ bald ernten können. Dazu gehören Bohnenkraut, Borretsch, Dill, Kerbel, Kresse, Bohnenkraut, Petersilie und Rauke sowie Schnittlauch, Basilikum und Majoran, die nur wenig Pflege benötigen. Für den Anfang haben Sie dann schon einen ansehnlichen (und gut duftenden!) Zimmergarten.

Für fortgeschrittene Zimmergärtner eignen sich darüber hinaus die ausdauernden Kräuter (siehe Tabelle auf der vorderen Umschlaginnenseite), die entweder selbst gezogen werden oder als Jungpflanzen erhältlich sind.

Sämtliche ab Seite 30 vorgestellten Kräuter sind für Zimmer, Balkon und Terrasse geeignet. Die ausdauernden Arten – mit Ausnahme von Rosmarin – können Sie auch draußen überwintern lassen.

Balkon, Terrasse, Fensterbank

Bevor Sie Ihren Kräutergarten im Freien anlegen, sollten Sie zunächst einige Dinge bedenken, um sich möglichen späteren Ärger mit dem Vermieter und den Nachbarn zu ersparen.

▶ Wenn Sie optische Veränderungen an der Außenfassade wie beispielsweise Spaliere oder Blenden am Fensterbrett anbringen wollen, sollten Sie vorsichtshalber vorher Ihren Vermieter fragen.

▶ Verankern Sie alle Gefäße auf Fensterbänken und Balkon so fest, dass sie bei Sturm und Unwetter nicht herunterfallen können.

▶ Lassen Sie kein Gießwasser an der Fassade oder zu anderen Mietern herunterlaufen, das heißt, gießen Sie lieber sparsam in kleinen Mengen als mit einem Riesenschwall Wasser!

▶ Dass Sie keine giftigen Pflanzenschutz- und Insektenvernichtungsmittel versprühen, versteht sich eigentlich von selbst!

Wenn Sie Blumenkästen auf einer Außenfensterbank anbringen wollen, informieren Sie sich am besten in einem Heimwerkermarkt über die verschiedenen Möglichkeiten, Blumenkästen so zu sichern, dass sie niemanden gefährden.

Was gedeiht wo am besten?

Egal, ob Sie Ihren Kräutergarten im Freien oder im Zimmer anlegen – die Auswahl des Standortes entscheidet darüber, welche Kräuter unter welchen Bedingungen am besten gedeihen. Sie sollten deshalb den künftigen Stellplatz Ihres Kräutergartens zunächst genau inspizieren, bevor Sie die Kräuter aussuchen. Bedenken Sie auch, dass die allgemeinen Bedingungen individuell stark variieren können, da etwa auch eine Südterrasse ständig beschattet oder ein Westbalkon an der Hinterhofseite gut vor Wind und Wetter geschützt sein kann.

Sonnig	Sonnig bis halbschattig	Halbschattig bis schattig
Basilikum, Bohnenkraut, Dill, Dost, Eberraute, Lavendel, Majoran, Pimpinelle, Portulak, Rosmarin, Salbei, Thymian, Ysop.	Borretsch, Estragon, Gartenkresse, Kapuzinerkresse, Liebstöckel, Melisse, Petersilie, Rauke.	Kerbel, Pfefferminze, Schnittlauch.

Nordlage

Eine reine Nordlage engt die Auswahl der Kräuter sehr ein, denn sonnenhungrige Pflanzen werden sich hier nicht sehr wohl fühlen. Sie können es mit Schnittlauch, Petersilie, Minze und Kerbel versuchen und die übrigen Arten im Zimmer ziehen. Da auf einer schattigen Nordseite wenig Wasser verdunstet, sollten Sie auf eine gute Drainage achten, damit die Kräuter nicht ständig »nasse Füße« haben.

Südlage

Die Südseite kann ebenfalls Probleme bereiten, wenn im Sommer die Sonne den ganzen Tag auf die Pflanzen scheint und sie möglicherweise »verbrennt«. Auf jeden Fall aber trocknen sie hier schnell aus und müssen deshalb besonders sorgfältig gegossen werden. Für die Südseite am besten geeignet sind sonnenhungrige Kräuter wie Lavendel, Thymian, Bohnenkraut, Rosmarin und Salbei.

Ost- und Westlage

Die günstigsten Bedingungen zum Kultivieren von Kräutern sind die Ost- und Westlage. Während ein Ostbalkon oder eine Ostterrasse die mildere Vormittagssonne erhält und eher wettergeschützt und trocken ist, bekommen Westbalkon und -terrasse mehr Feuchtigkeit und Wind ab und sind im Sommer der oft sehr heißen Nachmittagssonne ausgesetzt. In diesen eher gemäßigten Lagen gedeihen Borretsch, Rauke, Estragon, Kerbel, Kresse und Melisse am besten.

Töpfe, Kübel und Kästen

Bei der Auswahl der Pflanzgefäße sind Ihrer Phantasie eigentlich kaum Grenzen gesetzt. Auf jeden Fall jedoch sollten die Gefäße ein Abflussloch im Boden haben, damit die Wurzeln nicht von unten zu faulen beginnen, wenn sich Wasser im Gefäß staut.

Auf Dachterrassen kann es recht zugig werden, was die meisten Kräuter nicht gut vertragen. Stellen Sie die Töpfe deshalb nur an windgeschützten Stellen auf, oder schaffen Sie durch Schilfmatten oder Spaliere windstille Ecken für Ihre Kräuter.

Besorgen Sie sich zu jedem Behälter am besten gleich einen passenden Untersetzer, in den das überschüssige Gießwasser abfließen kann.

▶ Empfehlenswert sind Töpfe aus Materialien wie Holz oder Ton, die die Feuchtigkeit speichern können und so ein zu schnelles Austrocknen der Pflanzen verhindern.

▶ Töpfe, die mit ausdauernden Kräutern bepflanzt im Freien überwintern sollen, müssen frostbeständig sein. Normale Tontöpfe sind das entgegen landläufiger Meinung nicht! Hier sollten Sie bei Tontöpfen besser zu den etwas teureren, dafür aber umso schöneren toskanischen Terrakottagefäßen greifen.

▶ Wichtig ist außerdem, dass die Pflanzgefäße nicht zu klein sind, das heißt, Kübel und Töpfe sollten einen Innendurchmesser von mindestens 20 Zentimetern haben, und Kästen sollten mindestens 20 Zentimeter breit sein. Schaffen Sie sich jedoch statt eines langen Kastens lieber zwei kürzere Kästen an, die sich leichter transportieren und bei Frost einfacher in der Wohnung unterbringen lassen.

▶ Am besten ist es, jeder Kräuterart ein eigenes Gefäß zu geben, denn auf diese Weise lassen sich die jeweiligen »Wünsche« bezüglich Standort, Nährstoff-, Wasser- und Platzbedarf am besten erfüllen. Mit Pflanzen in Einzeltöpfen können Sie zudem reizvolle und wechselnde Arrangements schaffen. Pflanzen, die Sie zusammen in einen Topf setzen wollen, sollten sich »vertragen«, das heißt, sie sollten ähnliche Bedürfnisse in puncto Erde, Standort und Pflege haben.

Anstelle von normalen Töpfen können Sie auch Ampeln verwenden, die an der Decke oder einem Mauervorsprung aufgehängt werden und gut für Pflanzen mit hängenden Trieben geeignet sind. Blumenampeln in die passende Höhe zu hängen ist allerdings ein kleines Kunststück. Hängt man sie zu hoch, kommt oft die notwendige Pflege zu kurz. Hängt man sie dagegen zu niedrig, werden sie schnell zu einem Hindernis, das Kopfschmerzen bereiten kann.

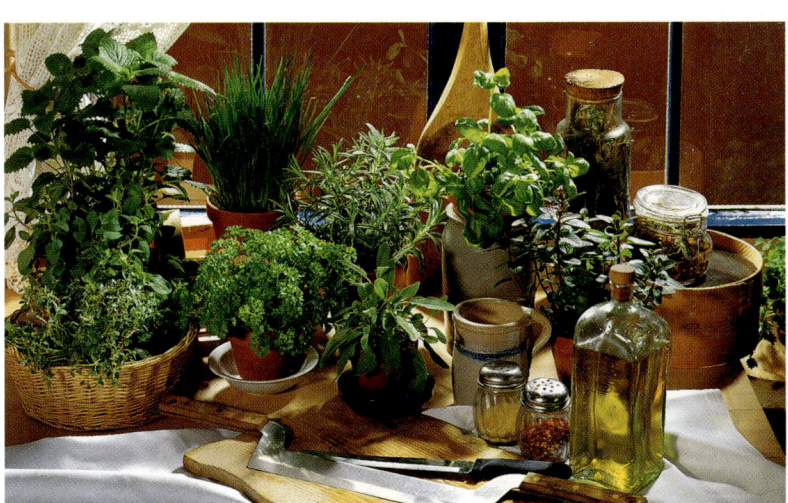

Wenn Kräuter richtig gepflanzt und gepflegt werden, sind sie dankbar und ausdauernd.

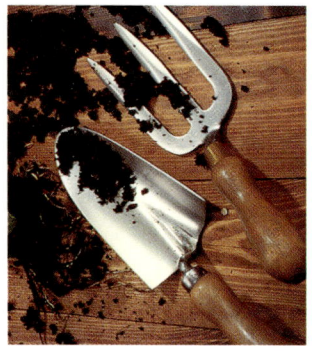

Küchenkräuter säen, pflanzen und pflegen

Kräuter selbst ziehen – eine leicht erlernbare Kunst.

Falls Sie Freunde oder Verwandte mit einem Garten und Komposterde haben, können Sie sich Ihre Aussaaterde auch selbst zusammenstellen: Komposterde und Sand (im Baustoffhandel erhältlich) im Verhältnis 1:1 mischen. Die Mischung in Bratfolie verpacken und im Backofen bei 200 °C 30 Minuten erhitzen. Diese Sterilisierung ist nötig, um Pflanzensamen und Keimlinge vor Pilzkrankheiten zu schützen.

Die richtige Erde

Erde ist nicht gleich Erde, auch wenn man als Gärtnerlehrling zunächst zu dieser Annahme neigt. Spätestens, wenn die kleinen Pflänzchen trotz aller Liebe, richtigen Gießens und geeigneten Standortes die Köpfe hängen lassen oder nicht so recht wachsen wollen, sollten Sie daran denken, dass Sie möglicherweise die falsche Erde verwendet haben.

Bei der Auswahl der Erde unterscheidet man zwischen Aussaaterde, die man verwendet, um Sämlinge zu ziehen, und Pflanzerde, mit der die Pflanzen versorgt oder mit der Jungpflanzen umgetopft werden.

Aussaaterde

Häufig handelt es sich bei den Aussaaterden um Mischungen aus Garten- oder Komposterde, Sand und Torf. Da durch die Torfmoore jedoch unsere letzten Hochmoore zerstört werden, sollten Sie beim Kauf auf torffreier Anzuchterde bestehen, die zur Samenanzucht genauso gut geeignet ist wie torfhaltige Erde. Es gibt etwa Humus-Sand-Mischungen oder Mischungen aus Erde, Sand und Torfersatz (beispielsweise Rindenhumus). Für die Anzucht können Sie aber auch die in Brikettform gepresste, nur aus Feinfasern der Kokosnuss hergestellte Blumenerde verwenden, die bereits mit Gründüngung versorgt ist. Da andere Anzuchterden meist nicht vorgedüngt sind, ist es sinnvoll, bei etwas nährstoffbedürftigeren Kräutern wie Borretsch, Schnittlauch oder Petersilie etwas organischen Dünger zuzugeben, beispielsweise Guano oder Hornspäne (Seite 20).

Pflanzerde

Verwenden Sie auch für die Jungpflanzen möglichst nur torffreie Pflanz- oder Blumenerde. Zum einen schützen Sie damit indirekt die bedrohten Hochmoore, in denen der Torf abgebaut wird, zum anderen ist Torferde ausgesprochen nährstoffarm, neigt zu Verdichtungen und macht die Erde sauer. Auch die bereits erwähnte vorgedüngte Briketterde aus Kokosnussfaser ist für Jungpflanzen geeignet.

Bei normaler Pflanzerde – sie wird im Fachhandel meist in größeren Behältern als die (teurere) Aussaaterde angeboten – ist eine Düngung zunächst unnötig, da die Substrate meist vorgedüngt sind. Bei den kalkliebenden Schwachzehrern, das heißt bei Kräutern, die mit wenig Nährstoffen auskommen, könnte es sinnvoll sein, noch etwas Sand unterzumischen und Algenkalk zuzugeben.

Die Töpfe vorbereiten

Egal, ob Sie aussäen oder Jungpflanzen einpflanzen oder umtopfen wollen – die Vorbereitung der Töpfe oder Kästen zur Bepflanzung ist immer die gleiche:

▶ Bedecken Sie zunächst die Abzugslöcher der Töpfe mit Tonscherben. Einen besseren Abfluss (Drainage) bekommen Sie, wenn Sie den Gefäßboden mit einer Schicht Sand (Kies, Styropor, Tongranulat oder Blähton) bedecken. Günstig ist es auch, zwischen Drainageschicht und Erde ein Vlies zu legen. Wenn Sie schweres Drainagematerial verwenden, erhöhen Sie damit gleichzeitig die Standfestigkeit des Gefäßes.

▶ Wählen Sie je nach Samen bzw. Pflanze die passende Erde, und geben Sie diese in den Topf. Zum Aussäen füllen Sie die Erde bis zwei Fingerbreit unter den Topfrand, beim Umtopfen von Jungpflanzen geben Sie zunächst nur so viel Erde auf die Drainageschicht, dass, wenn Sie den Pflanzenballen darauf stellen, die Erde zwei Fingerbreit unter dem Topfrand endet. Den verbleibenden Raum füllen Sie mit Erde auf und drücken sie gut fest.

Schon einmal benutzte Töpfe sollten unbedingt gründlich mit Essigwasser gereinigt werden, bevor man neue Erde einfüllt. So kann man verhindern, dass Krankheiten oder Schädlinge übertragen werden.

15

Die Kräuter aussäen

Samentütchen sind ab dem Spätwinter im Fachhandel und in Lebensmittelmärkten erhältlich, wobei viele Kräuter in verschiedenen Sorten angeboten werden, darunter auch solche, die sich besonders gut für die Topfkultur eignen. Auf der Rückseite der Samentütchen finden Sie Hinweise zu Aussaatzeit, Erde, Platzbedarf, Standort und Pflege.

Wählen Sie möglichst kleine Samenmengen, denn abgesehen von Dill, Kerbel, Kresse und Rauke, bei denen baldiges Nachsäen erforderlich ist, sind die Samenportionen für den Zimmergärtner meist zu groß, und geöffnete Samen sind nach einem Jahr in der Regel nicht mehr keimfähig.

Kaufen Sie möglichst nur ungebeizte, das heißt chemisch nicht vorbehandelte Samen oder aber mit Pflanzenextrakten gebeizte Samen. Qualitativ am besten ist Saatgut aus biologischem Anbau.

Sie können auch so genannte Saatbänder verwenden, bei denen die Samen in ein feines Vliesband eingearbeitet sind, das sich in der Erde zersetzt und den Vorteil hat, dass die Samen gleich im richtigen Abstand in der Erde liegen. Außerdem sind Saatbänder sowohl mit den Samen einer einzigen Kräuterart erhältlich als auch mit verschiedenen Kräutersamen, so dass sie gerade für Anfänger eine einfache, bequeme und Platz sparende Möglichkeit sind, einen Kasten mit verschiedenen Kräutern anzulegen.

Zum Aussäen bringen Sie die Samenbänder nach Packungsanweisung in die Erde ein, besprühen die Erdoberfläche anschließend mit Wasser und decken den Topf mit einer Abdeckfolie oder Glasscheibe zu. So erzeugen Sie ein Treibhausklima, das den Keimvorgang beschleunigt.

Lichtkeimer – Dunkelkeimer

Wenn Sie lose Samen verwenden, sollten Sie unbedingt darauf achten, ob es sich um Licht- oder Dunkelkeimer handelt. Lichtkeimer werden ausgesät, festgedrückt und mit nur einer sehr dünnen Erdschicht bestreut. Die Erdschicht, die auf die Dunkelkeimer gestreut wird, muss dagegen etwa drei- bis viermal dicker als die Samenkörner sein. Stellen Sie die Gefäße anschließend an einen hellen, warmen Platz, wo sie vor direkter Sonneneinstrahlung geschützt sind, und halten Sie die Erde ständig feucht.

Die Sämlinge ausdünnen

Sobald sich die ersten Laubblattpaare entwickelt haben, müssen die Pflänzchen vereinzelt, in der Fachsprache auch »pikieren« genannt, bzw. ausgedünnt werden. Letzteres geschieht durch Herausziehen oder Abschneiden einzelner zu dicht stehender Jungpflanzen. So sollten beispielsweise beim Borretsch nur eine oder höchstens zwei Pflanzen pro Gefäß übrig bleiben, während andere Kräuter wie Dill oder Petersilie ruhig etwas dichter stehen können. Zum Ausdünnen entfernen Sie also einfach nur die schwächeren Pflanzen und lassen die kräftigen Exemplare stehen. Beim Pikieren setzen Sie die Jungpflanzen dagegen jeweils in einen eigenen Topf mit Pflanzenerde, was natürlich etwas mehr Arbeit macht als sie auszudünnen.

Fertige Jungpflanzen umtopfen

Bei den meisten ausdauernden Kräutern empfiehlt es sich, im Frühjahr im Fachhandel vorgezogene Jungpflanzen zu kaufen und sie zu Hause in passende Gefäße umzutopfen. Auch manche ein- oder zweijährige Kräuter werden als Jungpflanzen in den Gartencentern angeboten. Ungeeignet zur Weiterzucht sind dagegen die in Lebensmittelmärkten angebotenen Jungpflanzen in Töpfchen, die für einen raschen Verbrauch bestimmt sind. Hier lohnt sich ein Umtopfen im Allgemeinen nicht, da die Pflanzen sehr rasch mit viel Dünger hochgezogen werden und in normaler Erde meist nicht lange überleben.

Bereits vorgezogene Jungpflanzen sollten möglichst bald, spätestens aber nach einigen Tagen umgetopft werden. Dafür setzen Sie die Pflanzen in die wie auf Seite 15 beschriebenen vorbereiteten Töpfe oder Kästen, füllen die Gefäße mit Pflanzerde auf und drücken diese gut fest. Anschließend werden die Pflanzen ausgiebig gewässert.

Wichtig: Manche Jungpflanzen haben ein übermäßig ausgebildetes Wurzelwerk. Um ein »im-Kreis-Wachsen« der Wurzeln zu vermeiden, reißen oder schneiden Sie deshalb allzu festes Wurzelwerk am besten vorsichtig etwas auf, bevor Sie die Pflanzen in ihre Töpfe setzen.

Der Keimvorgang mancher Kräuter wie etwa Bohnenkraut wird durch Lichtreize gefördert, während andere Pflanzen leichter bei Dunkelheit keimen, beispielsweise Dill. Die meisten Samen sind jedoch lichtunabhängig. Vergewissern Sie sich deshalb vor der Aussaat bei den jeweiligen Kräuterporträts (ab Seite 30) oder auf der Rückseite der Samentütchen, welche Lichtverhältnisse Ihre Kräuter benötigen.

Die Kräuter vermehren

Pflanzen können auf ungeschlechtlichem Weg aus Teilen ihres Pflanzenkörpers neue Pflanzen bilden. Diese Fähigkeit können Sie sich mit etwas Fingerspitzengefühl ganz leicht zunutze machen, um Ihren Pflanzenbestand immer wieder zu erneuern.

Vermehrung durch Stecklinge

Gut geeignet für eine Vermehrung durch Stecklinge, die am besten vom Frühjahr bis zum Spätsommer durchgeführt wird, sind etwa Thymian, Rosmarin, Lavendel, Salbei, Ysop, Majoran und Pfefferminze. Dafür schneiden Sie mit einem scharfen Messer 5 bis 10 Zentimeter lange frische, unverholzte Triebe direkt unterhalb eines Blattansatzes ab, entfernen die unteren Blätter und stecken die Triebe in einen Topf mit Anzuchterde oder in ein Erde-Sand-Gemisch. Wichtig ist, dass Sie die Triebe gut wässern. Decken Sie die Stecklinge anschließend mit einer Folienhaube ab, die Sie vorher zur Belüftung an einigen Stellen durchstechen, und stellen Sie die Töpfe mit den Stecklingen an einen schattigen Platz (nie in die pralle Sonne). Sobald die Stecklinge neu auszutreiben und zu wachsen beginnen, entfernen Sie die Abdeckung und setzen die Stecklinge in Einzeltöpfe.

Die Stecklinge von Pfefferminze oder anderen Minzearten können Sie auch in einem Glas Wasser Wurzeln ausbilden lassen.

Vermehrung durch Teilung

Kräftig herangewachsene ausdauernde Pflanzen, etwa Schnittlauch, Pfefferminze oder Winterbohnenkraut, können Sie ab dem zweiten Jahr durch eine einfache Teilung des Wurzelballens vermehren. Die günstigste Zeit ist zwischen Spätherbst und Vorfrühling.
Dafür nehmen Sie die Pflanze aus dem Topf und klopfen oder waschen die Erde von der Wurzel vorsichtig ab. Anschließend teilen Sie den Wurzelballen mit einem scharfen Messer in zwei Hälften oder mehrere Teilstücke, setzen jedes Teilstück in einen eigenen Topf, bedecken es mit Erde und wässern es ausgiebig, ohne dass es jedoch zu Staunässe kommt.

Kräuterpflege

Nachdem Sie Ihren Kräutergarten jetzt erfolgreich angelegt haben, brauchen Sie eigentlich nur noch einige Pflegehinweise zu beachten, um lange ungetrübte Freude an Ihren Pflanzen zu haben.

Gießen

Wenn auch viele Kräuter an trockene Standorte angepasst sind – wie alle Organismen brauchen sie Wasser zum Leben, allerdings in unterschiedlicher Menge. Über den jeweiligen Wasserbedarf informieren Sie sich deshalb bitte bei den Kräuterporträts ab Seite 30 oder in der Tabelle auf der vorderen Umschlaginnenseite. Allgemein gilt jedoch, dass Kräuter in der oft trockenen Zimmerluft häufiger gegossen werden müssen als auf dem Balkon oder der Terrasse.

▶ Am besten gießen Sie morgens oder abends, nie jedoch in der prallen Mittagssonne, da die Wassertropfen auf dem Pflanzengewebe sonst wie Brenngläser wirken und die Pflanzen »verbrennen« können.

▶ Bei etwas ausgetrockneter Erde ist ein Gießen in zwei Schritten zu empfehlen: Angießen und dann nach einigen Minuten noch einmal nachgießen. So gelangt das Wasser auch in tiefere Schichten.

▶ Sinnvoll, aber nicht unbedingt notwendig ist die Verwendung von abgestandenem Wasser. Sie vermeiden damit den vor allem vom Basilikum verabscheuten »Kälteschock«.

▶ Die Trockenkünstler unter den Kräutern wie Lavendel, Salbei, Thymian oder Ysop nehmen auch vorübergehendes Austrocknen nicht übel. Falls Sie feststellen, dass sich die Erde im Lauf der Zeit durch das Gießen zu stark verdichtet, lockern Sie sie vorsichtig mit einem Zahnstocher, einer Gabel oder Ähnlichem auf.

▶ Staunässe verabscheuen alle Kräuter. Wie auf Seite 15 beschrieben sorgt man, vor allem bei größeren Gefäßen, durch eine Drainageschicht auf dem Gefäßboden für einen guten Wasserabfluss.

▶ Sie können Ihre Kräuter durchaus auch einmal einige Tage allein lassen. Im Handel gibt es Bewässerungssysteme, die die Zeit Ihrer Abwesenheit gut überbrücken können.

Viele Küchenkräuter sind Schwachzehrer, haben also nur geringe Nährstoffansprüche. Einige Kräuter, etwa Basilikum, Petersilie oder Schnittlauch, sind Mittelzehrer und brauchen etwas nährstoffreichere Böden.

Düngen

Auch in ihren Nährstoffansprüchen sind die meisten Gewürzkräuter bescheiden. Dabei unterscheidet man je nach Düngebedarf zwischen Schwach-, Mittel- und Starkzehrern, wobei die meisten Kräuter Schwach-, manche auch Mittelzehrer sind (siehe vordere Umschlaginnenseite). Zu viel Dünger ist daher nicht nur unnötig, sondern schadet den Pflanzen sogar und mindert zudem ihr Aroma.

▶ Bei im Freiland wachsenden einjährigen Gewürzkräutern erübrigt sich im Allgemeinen das Düngen.

▶ Bei Topfpflanzen, vor allem bei den nährstoffbedürftigeren wie Borretsch und Schnittlauch, ist das anders, da ihr Nährstoffvorrat sehr begrenzt ist. Sie sind – allerdings nur alle paar Monate – für ein wenig organischen Flüssigdünger, etwa auf Algen- oder Guanobasis, dankbar.

▶ Bei ausdauernden Kräutern empfiehlt es sich, Ende Februar/Anfang März organischen Langzeitdünger sparsam aufzustreuen und leicht in die Erde einzuarbeiten. Verwenden Sie aber bitte keinen Mineraldünger, bei dem die Gefahr einer Überdüngung mit allen negativen Folgen für die Pflanze (zu rascher Wuchs, Krankheits- und Schädlingsanfälligkeit, zu starke Anreicherung mancher Schadstoffe) groß ist, sondern nur organischen Dünger, etwa Hornspäne oder Horn- und Knochenmehl. Auch eine Brennnesselspritzbrühe gegen Blattläuse (Seite 21) ist gut zum Düngen geeignet.

Wenn die bescheidenen Wasser-, Nährstoff- und Standortansprüche der Kräuter einigermaßen befriedigt sind, haben Krankheiten und Schädlinge kaum eine Chance. Vorbeugend können Gesteinsmehl und Algenkalk wirken, die auf den Boden gestäubt und eingearbeitet oder in Wasser aufgelöst und gegossen werden.

Schutz vor Schädlingen und Krankheiten

Auch im Hinblick auf Schädlingsbefall und Pflanzenkrankheiten sind Küchenkräuter nicht nur ziemlich problemlos – sie können andere Pflanzen sogar davor schützen, wobei die Schutzwirkung in erster Linie auf ihren ätherischen Ölen beruht. So ist es günstig, Lavendel neben Rosen zu setzen, weil er Blattläuse abwehrt. Erdflöhe meiden Pfefferminze, Basilikum vertreibt Fliegen, Salbei die Möhrenfliege, und der Kohlweißling schreckt vor Kohl zurück, wenn in seiner Nähe Dill, Salbei, Rosmarin, Thymian oder Pfefferminze wachsen.

Pflanzenkrankheiten

▶ *Rost* kann Minzen und Schnittlauch befallen, indem auf der Blattunterseite rostfarbene, auf der Oberseite helle Flecken entstehen. Manchmal genügt es, die befallenen Pflanzenteile zu entfernen, oft ist allerdings ein Austausch der Pflanze nötig.

▶ *Mehltau*, ein weißer Pilzbelag auf der Blattoberseite, kann sich auf Borretsch breit machen, wenn dieser nicht genug Platz hat. Hier genügt es, wenn Sie die befallenen Pflanzenteile vernichten.

▶ *Blattläuse* können Petersilie und Borretsch besiedeln, wenn die Pflanzen durch ungünstige Standortbedingungen geschwächt sind. Die Nachbarschaftskultur blattlausabwehrender Pflanzen wie Lavendel kann diese Gefahr verringern, ebenso können Sie zur Vorbeugung eine Brennnesselspritzbrühe einsetzen, die die Pflanzen so weit stärkt, dass sie sich gegen die Schädlinge wehren können (auf vergorene Brennnesseljauche sollten Sie dagegen wegen der Geruchsbelästigung trotz der guten Wirkung auch als Dünger verzichten).

Für die Brennnesselspritzbrühe setzen Sie etwa 1 Kilogramm frische Brennnesseln mit 10 Liter kaltem Wasser an, lassen den Ansatz zwei, höchstens drei Tage stehen, seihen ihn ab und spritzen mit diesem Auszug Ihre Pflanzen. Noch einfacher lässt sich die Spritzbrühe mit Brennnesselpulver zubereiten, das im Fachhandel erhältlich ist.

Auf die gleiche Weise wie Brennnesselspritzbrühe können Sie auch eine Wermutbrühe ansetzen, die vor allem bei Schädlingsbefall der Rauke hilft (Seite 61).

Wer kennt sie nicht, die vielseitigen Wirkungen der Brennnessel gegen Schädlinge?

Kräuter überwintern

Einjährige Pflanzen beenden im Herbst ihren Lebenszyklus, ausdauernde Pflanzen reduzieren ihre Lebensvorgänge, sterben in Teilen ab und warten auf das Frühjahr.

Überwinterung von Gartenkräutern

Einjährige Pflanzen blühen, fruchten und sterben im ersten Lebensjahr (z. B. Dill). Bei zweijährigen Pflanzen dauert der Lebenslauf von der Keimung über Wachstum, Blüte und Fruchtbildung bis zum Absterben zwei Jahre (z. B. Petersilie). Ausdauernde Pflanzen leben mehrere bis viele Jahre (z. B. Estragon oder Rosmarin).

▶ Einjährige Kräuter wie Basilikum, Petersilie, Kresse oder Rauke können Sie vor den ersten Frösten gegen Ende Oktober ins Haus holen, wo sie meist noch einige Zeit überdauern. Schnittlauch sollten Sie dem ersten Frost aussetzen, dann umtopfen und ins Haus holen. Mit etwas Glück treibt er jetzt neu aus und liefert noch eine Zeit lang seine vitaminreiche Würze. Petersilie und Majoran können Sie im Juli/August für den Winter auf der Fensterbank aussäen.

▶ Obwohl der ausdauernde Rosmarin seit Römerzeiten bei uns wächst, konnte er sich nie an unsere kalten Winter gewöhnen. Er erträgt zwar ein paar Frostnächte, nicht jedoch strengen Frost oder gar Dauerfrost. Deshalb sollten Sie die Pflanzen rechtzeitig ins Haus holen und an einen kühlen (5–10 °C) und hellen (Treppenhaus, Kellerraum) Platz stellen. Wässern Sie Rosmarin den Winter über sparsam, und gießen Sie bereits ab dem Spätsommer weniger.

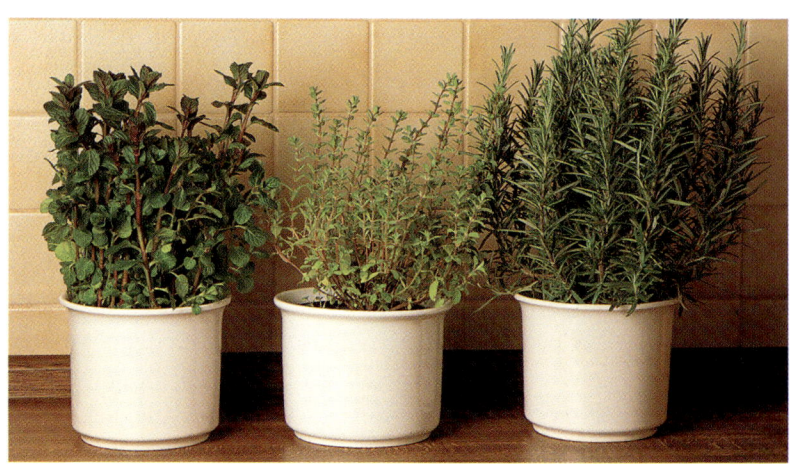

Überwintern Sie mehrjährige Pflanzen an einem kühlen und hellen Ort.

Die übrigen ausdauernden Kräuter können dagegen auch im Winter draußen bleiben, sollten aber durch geeignete Maßnahmen vor starkem Frost geschützt werden:

▶ Stellen Sie die Gefäße an der Hauswand auf, und bieten Sie ihnen Schutz gegen Kälte von unten, indem Sie sie auf Styroporplatten stellen.

▶ Günstig ist es, die Töpfe gemeinsam in einen größeren Behälter zu stellen. Davor wird der Behälterboden mit Styropor oder Blähton bedeckt, die Zwischenräume füllt man ebenfalls damit auf und deckt den Behälter anschließend mit Fichten- oder Kiefernzweigen ab.

▶ Den Winter über sollten Sie Ihre Kräuter sparsam und nur an frostfreien Tagen mit lauwarmem Wasser gießen.

▶ Im April werden die Kräuter »ausgewintert«, das heißt, die Pflanzen werden von ihren Frostschutzvorrichtungen befreit und an einen für ihre Bedürfnisse geeigneten Platz gestellt. Sie fördern das Wachstum der Pflanzen, wenn Sie sie jetzt bis auf die verholzten Teile zurückschneiden.

Überwinterung von Zimmerkräutern

▶ Einjährige Kräuter können Sie bei guter Pflege lange in den Herbst hinein halten, und die einjährige Kresse kann man auch im Winter aussäen, während Juli/August die beste Aussaatzeit ist, um im Winter Majoran und Petersilie ernten zu können.

▶ Ausdauernde Kräuter sollten im Winter möglichst kühl stehen. Wenn Sie weder einen Keller mit Lichteinfall noch einen frostfreien Speicher oder ein Treppenhausfenster haben, stellen Sie die Pflanzen in den kühlsten Raum; meist ist dies das Schlafzimmer.

▶ Schneiden Sie die Pflanzen bis auf die verholzten Triebe zurück. Entfernen Sie auch den Winter über neue Triebe, Blüten und Laub.

▶ Gießen Sie Ihre Kräuter den Winter über sparsam. Allerdings gilt: Je wärmer der Standplatz, desto mehr Wasser brauchen die Pflanzen.

▶ Ab Ende Januar können Sie wieder großzügiger gießen und die Pflanzen in ihr wärmeres Sommerquartier, etwa in die Küche oder auf eine sonnige Fensterbank, zurückstellen.

Achten Sie darauf, dass ausdauernde Kräuter von Zeit zu Zeit umgetopft werden müssen. Wenn ein »Wurzelstau« entsteht, das heißt, wenn die Wurzeln der Pflanze aus den Abflusslöchern herauswachsen, ist es Zeit, der Pflanze eine größere »Wohnung« zu beschaffen. Der beste Zeitpunkt zum Umtopfen ist das Frühjahr.

Die Ernte

Ernten Sie die jungen Blätter und Triebe vorzugsweise im Frühsommer, weil sie dann das stärkste Aroma und die meisten wertvollen Inhaltsstoffe enthalten.

▶ Der günstigste Zeitpunkt für die Ernte bei im Freien stehenden Pflanzen ist der frühe Vormittag, wenn der Tau gerade verdunstet ist. Dann sind die Pflanzen am frischsten und haben noch nicht so viel ätherische Öle an die Umgebung verdunstet.

▶ Kräuter verlieren ihr Aroma, wenn man sie nach der Ernte wäscht. Besser ist es, die Pflanzen stattdessen einige Stunden vor der Ernte kurz abzuduschen.

▶ Legen Sie die geernteten Pflanzenteile locker in einen Korb. Eine Plastiktüte eignet sich dagegen nicht, da die Kräuter darin schnell welk werden und ihr Aroma verlieren.

Kräuter konservieren

Einige Kräuter wie Basilikum, Borretsch, Dill, Kerbel, Schnittlauch oder Petersilie schmecken frisch am besten und eignen sich deshalb nicht zum Trocknen, teilweise jedoch zum Tiefgefrieren oder für andere Konservierungsmethoden wie Einlegen in Essig und Öl.

Alternativ können Sie die Kräuter auch locker ausgebreitet auf einem flachen Rost oder einem Sieb trocknen.

Trocknen

Trocknen ist die klassische Konservierungsmethode für Kräuter, die bei richtiger Aufbewahrung etwa ein Jahr haltbar bleiben. Getrocknete Kräuter spielen auch in der Pflanzenheilkunde (Phytotherapie) seit jeher eine große Rolle.

▶ Zum Trocknen schneiden Sie die Kräuterstängel in jeweils gleicher Länge ab, binden sie zu kleinen Bündeln und hängen die Kräuterbüschel an einen schattigen Platz. Wichtig ist, dass die Luft dabei von allen Seiten zirkulieren kann und dass die Kräuter niemals der prallen Sonne ausgesetzt sind, weil sie sonst unnötig an Aroma verlieren.

Duftsäckchen

Eine schöne Verwendung für getrocknete Kräuter außerhalb der Küche sind Duftsäckchen im Kleiderschrank. Sie verleihen Wäsche und Kleidung einen angenehmen Duft und halten zudem Motten fern.

▶ Getrocknete Blätter von Rosmarin, Melisse und Thymian sowie einige Lavendelblüten mit 1 bis 2 Esslöffel Iriswurzelpulver (aus der Apotheke) vermischen. Die Mischung in ein Gefäß füllen und dieses gut verschließen. Die Blätter zwei Wochen kühl und dunkel lagern.

▶ Die Mischung in ein kleines Säckchen aus Baumwolle oder Seide füllen und das Duftsäckchen fest verschließen.

▶ Der Trockenvorgang ist abgeschlossen, sobald sich die Blätter oder Blüten raschelnd von den Stängeln streifen lassen. Sie dürfen nicht mehr feucht sein, da sie sonst leicht schimmeln, aber auch nicht so stark trocknen, dass sie zerfallen.

▶ Bewahren Sie die getrockneten Kräuter in lichtundurchlässigen, gut verschließbaren (und beschrifteten!) Behältern bis zu einem Jahr bei Zimmerwärme auf.

Einfrieren

Viele Kräuter, die sich nicht zum Trocknen eignen, können sehr gut eingefroren werden. Dafür füllen Sie die erntefrischen Kräuter büschelweise in Gefrierbeutel oder Plastikdosen, verschließen diese gut und entnehmen bei Bedarf die benötigte Menge, indem Sie die Kräuter zwischen den Fingern zerbröseln. Sie können die Kräuter aber auch klein hacken, mit etwas Wasser in Eiswürfelschalen tiefgefrieren und die fertigen Eiswürfel in Gefrierbeuteln aufbewahren.

Nach etwa einem Jahr haben getrocknete Kräuter ihre Würzkraft verloren und sollten weggeworfen werden.

Einsalzen

Diese Konservierungsmethode, die sich leicht und schnell durchführen lässt, stammt noch aus der »kühlschranklosen« Zeit, und die Kräuter bewahren ihr Aroma dabei erstaunlich gut. Zum Einsalzen geeignet sind insbesondere Bohnenkraut (nicht Winterbohnenkraut), Dill, Estragon, Petersilie und Majoran. Auch Mischungen aus verschiedenen Kräutern lassen sich damit herstellen. Ein Nachteil dieser Methode ist allerdings der recht hohe Salzgehalt der Kräuter, so dass mit eingesalzenen Kräutern zubereitete Gerichte nur sparsam gesalzen werden sollten.

Zum Einsalzen werden die fein gewiegten Kräuter oder Kräutermischungen zu je vier Gewichtsteilen mit einem Gewichtsteil Salz vermischt, also beispielsweise 40 Gramm Kräuter und 10 Gramm Salz. Dann wird die Mischung in Schraubdeckelgläser gefüllt und mit einem Löffel festgedrückt. Gut verschlossen und im Kühlschrank aufbewahrt bleiben die Kräuter auf diese Weise einige Wochen frisch.

Konservieren mit Honig

In einem dekorativen Schraubglas und schön verpackt ist aromatisierter Honig ein hübsches Mitbringsel für Freunde.

Honig ist das haltbarste Lebensmittel, das wir kennen (sogar Honig, der ägyptischen Pharaonen als Grabbeigabe mit auf die letzte Reise gegeben wurde, erwies sich nach 2000 Jahren noch als genießbar!), und gerade zur Konservierung von Kräutern für medizinische Zwecke ist Honig ideal geeignet. Aber auch in der Küche schmeckt Kräuterhonig nicht nur als Brotaufstrich, sondern Sie können ihn auch zum Süßen und Würzen von Joghurt, Quark, Puddings, Cremes, Obstsalaten und anderen Süßspeisen verwenden. Thymianhonig tut bei Erkältungskrankheiten gut, Lavendelhonig ist angenehmer Bestandteil eines abendlichen Schlummertrunks aus Milch und Honig, und Rosmarinhonig schmeckt kräftig und wirkt allgemein belebend.

▶ Den Honig in einem Wasserbad lauwarm erwärmen. Wichtig ist, dass die Temperatur keinesfalls 40 °C übersteigt, da sonst die wertvollen Inhaltsstoffe des Honigs verloren gehen.

▶ Die Kräuterzweige in den Honig tauchen und 30 Minuten zusammen mit dem Honig im warmen Wasserbad ziehen lassen.

▶ Den Honig erkalten und die Kräuter eine Woche ziehen lassen.

▶ Den Honig erneut lauwarm erwärmen, damit er wieder flüssig wird, und durch ein Sieb in ein Glas mit Schraubdeckel abgießen.

▶ Den Honig bei Zimmertemperatur aufbewahren.

Kandieren

Zum Kandieren eignen sich alle schönen, essbaren Blüten, die durch diese Methode ihre attraktiven Farben behalten, etwa die tiefblauen Borretschblüten, aber auch die Blüten der Rauke sowie die Blütenstände von Lavendel und Thymian. Sehr gut kandiert werden können auch dekorative Blätter, etwa die von Melisse und Pfefferminze. Mit diesen essbaren Blüten oder Blättern lassen sich sehr schön Speisen dekorieren wie Puddings und Desserts, Kuchen und Torten oder süße Suppen, Obstsalate und Aufläufe.

Zum Kandieren schlagen Sie Eiweiß so lange, bis es fast fest ist. Dann überziehen Sie einzelne Blüten, Blütenstände oder Blätter mit Hilfe eines feinen Pinsels rundherum mit etwas Eischnee, bestäuben die überzogenen Blüten sofort mit gesiebtem Puderzucker und lassen sie auf einem Pergamentpapier an einem warmen, trockenen Ort einige Stunden trocknen. In luftdicht verschlossenen Behältern können Sie die kandierten Blüten und Blätter einige Tage aufbewahren.

Wenn die Blüten länger aufbewahrt werden sollen: 1 Teelöffel Gummi arabicum in 2 Esslöffeln Gin auflösen. Die Blüten statt mit Eiweiß mit dieser Mischung bestreichen und mit Puderzucker bestäuben.

Konservieren in Essig und Öl

Essig und Öl eignen sich wie Honig besonders gut als »Trägersubstanzen«, die das Aroma frischer Kräuter über längere Zeit bewahren. Auch das Verfahren zur Herstellung von aromatischem Kräuteressig oder -öl ist ganz einfach.

Für das Öl eignet sich Olivenöl am besten, da es nicht so schnell ranzig wird wie andere Öle mit einem hohen Anteil an mehrfach ungesättigten Fettsäuren, für den Essig verwenden Sie am besten einen guten Weißwein- oder Rotweinessig. Als Kräutergrundlage empfehlen sich Basilikum, Dill, Estragon, Lavendel, Majoran, Rosmarin, Salbei und Thymian. Mit Knoblauchzehen, Zwiebelstückchen, Pfefferkörnern und/oder Chilischoten können Sie für zusätzliche Würze und etwas Schärfe sorgen und so Ihr eigenes, ganz spezielles Öl bzw. einen besonders aromatischen Essig kreieren.

▶ Geben Sie dafür die ausgewählten Kräuter – im Ganzen oder zerkleinert – zusammen mit den Gewürzen in eine dekorative Glasfla-

Kräuteröl sollten Sie nicht länger als höchstens 3 Monate aufbewahren. Gut verschlossen und an einem kühlen Ort aufbewahrt hält sich Kräuteressig 1 bis 2 Jahre.

sche. Gießen Sie dann so viel Öl oder Essig auf, dass alle Zutaten vollständig davon bedeckt sind, verkorken Sie die Flasche gut, und lassen Sie sie zwei Wochen an einem sonnigen Fensterplatz stehen, wobei Sie die Flasche täglich einmal kräftig schütteln sollten.

Selbst gemachter Essig ist praktisch unbegrenzt haltbar, während das Öl – auch bei richtiger Aufbewahrung – innerhalb von 2 bis 3 Monaten verbraucht werden sollte.

▶ Filtern Sie das Öl oder den Essig anschließend durch einen mit Gaze oder Filterpapier ausgekleideten Trichter, und geben Sie die Flüssigkeit zurück in die Flasche. Nach Belieben können Sie noch einige frische Kräuterzweige als dekorativen Blickfang zugeben, die jedoch immer von Flüssigkeit bedeckt sein sollten, da sie sonst schnell zu schimmeln beginnen.

▶ Zum Schluss brauchen Sie die Flasche nur noch gut zu verkorken und kühl und dunkel aufzubewahren.

Mit Ihrem selbst gemachten Essig und Öl können Sie unter anderem Salate anmachen, Bratenstücke bestreichen oder marinieren, Saucen, Suppen und Eintöpfe würzen oder Tofu marinieren.

Kräuterpasten

Das aus Ligurien stammende Pesto (Seite 32) – eine Mischung aus klein gehackten frischen Basilikumblättern, Olivenöl, Pinienkernen und fein geriebenem Pecorinokäse, die meist als Spaghettisauce verwendet wird – ist die wohl bekannteste Kräuterpaste, aber auch das Aroma anderer Kräuter lässt sich sehr gut in einer Paste konservieren, beispielsweise Rauke. Welche Kräuter oder Kräutermischungen Sie dafür verwenden, hängt ganz von Ihrem persönlichen Geschmack ab, das Grundprinzip der Herstellung einer Kräuterpaste ist aber immer gleich:

▶ Die fein gewiegten frischen Kräuter mit Salz vermischen (1 Teelöffel Salz auf 100 Gramm Kräuter) und nach Belieben etwas Zitronensaft und Pfeffer unterrühren.

▶ Die Mischung in ein Schraubdeckelglas füllen und vollständig mit Olivenöl bedecken.

▶ Das Glas gut verschließen und im Kühlschrank aufbewahren. Nach jeder Entnahme etwas Öl nachfüllen, so dass die Paste immer vollständig mit Öl bedeckt ist. Auf diese Weise ist sie wochenlang haltbar.

Vielleicht entdecken Sie im Lauf der Zeit durch eigenes Experimentieren noch andere Methoden, um Ihre Küchenkräuter zu konservieren – als Trägersubstanzen eignen sich beispielsweise auch Zucker oder Alkohol. Auf jeden Fall bereichern Kräuteressenzen, in welcher Form auch immer, den Speiseplan ungemein und machen aus einfachen Gerichten auf unkomplizierte und raffinierte Art »die hohe Schule« des Kochens.

Kräutertinkturen

Tinkturen werden aus ganzen Pflanzen oder Pflanzenteilen hergestellt, indem man diese eine Zeit lang in Spiritus ausziehen lässt. Auch aus verschiedenen Küchenkräutern werden solche Tinkturen gewonnen, die als stark wirksame Arzneimittel innerlich und äußerlich bei den unterschiedlichsten Beschwerden und Krankheiten angewendet werden und bei unsachgemäßer Handhabung durchaus auch unerwünschte Nebenwirkungen haben können. Aus diesem Grund ist es sinnvoll – vor allem bei innerlichem Gebrauch –, Kräutertinkturen immer nur nach Rücksprache mit dem Arzt anzuwenden.

Kräutertinkturen sind äußerst wirksam und dürfen deshalb nur in richtiger Dosierung angewendet werden.

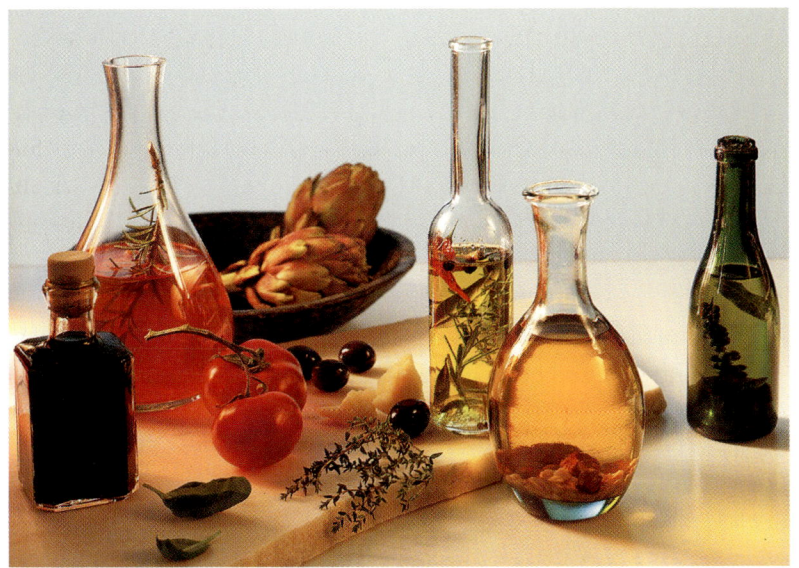

Aus Kräutern lassen sich vielfältige Köstlichkeiten herstellen: Essige, Öle, Pasten und vieles mehr.

Kräuterporträts

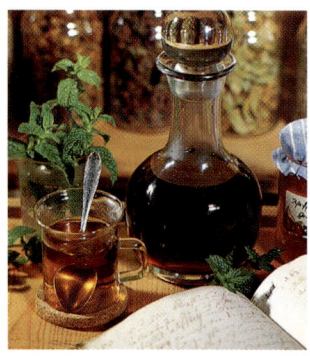

In diesem Kapitel finden Sie die Verwendungsmöglichkeiten der Kräuter und viele schmackhafte Rezepte.

In diesem Kapitel werden einige unserer wichtigsten Küchenkräuter vorgestellt. Dafür wurden solche Kräuter ausgewählt, die leicht im Topf zu ziehen sind, auf der Fensterbank, dem Balkon oder der Terrasse gedeihen und zudem wenig Pflege verlangen.

Zu jedem Kräuterporträt gehört eine kurze Geschichte der jeweiligen Pflanze, ihrer Botanik und wie sie aussieht, wann, wo und wie sie am besten gedeiht, welche Pflege sie benötigt und natürlich ihre Verwendung in der Küche. Neben Gerichten aus dem Mittelmeerraum werden Sie auch einige gute, heute fast vergessene Rezepte aus der traditionellen deutschen Küche finden, wobei sich die Mengenangaben, wenn nicht extra erwähnt, auf zwei Personen beziehen. Außerdem kommen alle Rezepte mit wenigen Zutaten aus, erfordern einen geringen Arbeitsaufwand und schmecken trotzdem köstlich.

Zu guter Letzt finden Sie in den einzelnen Kräuterporträts immer wieder auch Hinweise auf die Heilwirkung der Kräuter und entsprechende Rezepturen oder einfache Tipps für die Herstellung erprobter Hausmittel.

Basilikum

»... Ihr krause Basilgen, Ihr zarte Violen, Euch wird man bald holen, Hüte dich, schöns Blümelein.« (aus »Godwi« von Clemens Brentano).

Basilikum, das seine ursprüngliche Heimat wahrscheinlich in Vorderasien und Indien hat, wurde schon im Altertum von Ägyptern, Griechen und Römern als Heil- und Würzpflanze verwendet. Im 12. Jahrhundert brachten Mönche das beliebte Kraut nach Mitteleuropa.

Aus dem Altertum ist die Sage überliefert, dass Basilikum dort wächst, wo ein Basilisk – ein Mischwesen aus Drache und Hahn mit tödlichem Blick – geboren wurde. Wegen seines starken Dufts galt Basilikum vielfach auch als Abwehrmittel gegen Dämonen und als Hexenkraut. Bei uns macht sich die subtropisch-tropische Herkunft der Pflanze durch ihre große Kälteempfindlichkeit bemerkbar.

Botanik: *Ocimum basilicum*, Familie der Lippenblütler; bis 40 cm hoch; einjährig. Die kurz gestielten, eiförmigen Blätter sind leicht gewellt. Basilikum blüht von Juni bis September.

Säen und pflanzen: Aussaat Ende März/Anfang April auf der Fensterbank in Töpfe oder Saatschalen in Anzuchterde (Seite 16), dabei die Samen gut andrücken und mit wenig Erde bedecken (Lichtkeimer). Größere Sämlinge mit ausreichend Abstand büschelweise in kleine Töpfe pikieren, später in größere Töpfe mit sandig-lehmiger, nährstoffreicher Erde umtopfen (Seite 17). Wegen Frostgefahr die Pflanzen erst Ende Mai ins Freie stellen bzw. im Freien aussäen.

Pflege:

▶ Im Freien braucht das wärmebedürftige Basilikum einen sonnigen, warmen, windstillen Platz. Auch im Zimmer mag es es sonnig.

▶ Die Pflanze nicht austrocknen lassen, aber auch nicht zu viel gießen, da die Stängel sonst faulen. Gießwasser nie direkt aus der Leitung (zu kalt!), sondern nur abgestanden verwenden.

▶ Von Zeit zu Zeit etwas organischen Flüssigdünger ins Gießwasser geben (Mittelzehrer, Seite 20).

▶ Um die Blattbildung zu fördern und die Blütenbildung möglichst lange zu verzögern, die Blütenknospen frühzeitig abknipsen.

Gegen Fliegen und Mücken im Zimmer hilft ein Topf mit Basilikum in Fensternähe drinnen oder draußen aufgestellt.

Ernte und Aufbereitung: Bis zum Blühbeginn die jungen Blätter oder jungen Blatttriebe ernten. Basilikum eignet sich nicht zum Trocknen und nur bedingt zum Einfrieren (Seite 25). Sein Aroma lässt sich aber sehr gut in Essig oder Öl konservieren (Seite 27).

Basilikumsorten

▶ Für Balkon oder Zimmer empfiehlt sich der kleinblättrige niederwüchsige, fein aromatische ›Balkonstar‹.

▶ Für die Aussaat im Garten eignet sich der robustere, höherwüchsige ›Genueser Basilikum‹ oder der exotische, aber aromatische ›Dark Opal‹ mit seinen dunkelroten Blättern.

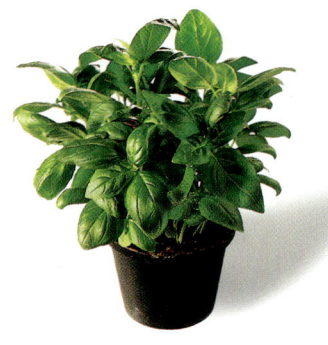

Rezepte mit Basilikum

Basilikum ist ein köstliches Würzmittel für Fischgerichte, Salate, Suppen und zahlreiche südländische Gemüsegerichte. Und wer einmal die grün-weiß-rote Augenweide Basilikum-Mozzarella-Tomaten gegessen hat, weiß, dass Basilikumblätter nicht nur optisch besonders gut zu Tomaten passen. Sie sind außerdem schmackhafter Bestandteil verschiedener Kräutersaucen, denen sie mit ihrem Aroma einen besonderen Pfiff geben.

Pesto

150 g frische Basilikumblätter ohne Stiel · 50 g Pinienkerne oder Walnusskerne · 60 g geriebener Pecorino oder Parmesan · 3–4 abgezogene Knoblauchzehen · 150 ml Olivenöl · Salz · Pfeffer

1 Basilikum, Kerne, Käse und Knoblauch im Mixer zerkleinern (oder im Mörser zerreiben), dabei nach und nach das Öl zugeben.
2 Sauce mit Salz und Pfeffer abschmecken.

Gut schmeckt das Pesto auch, wenn Sie das Basilikum durch eine Mischung aus 100 Gramm Rauke und 50 Gramm Petersilie ersetzen.

Pesto passt gut zu jeder Art von Pasta und eignet sich auch als Würze für Salat-, Fleisch- oder Gemüsesaucen sehr gut.

Spaghetti mit Gemüse und Basilikum

1 Aubergine · 2–3 Paprikaschoten · 3 EL Olivenöl · 1–2 Knoblauchzehen
300 g Spaghetti · Salz · 1 Hand voll frische Basilikumblätter · Parmesan

1 Aubergine und Paprika waschen, trocknen, putzen, klein würfeln und im heißen Öl kräftig anbraten.   **2** Knoblauch abziehen, darüber pressen und alles bei mäßiger Hitze zugedeckt unter gelegentlichem Umrühren 10 Minuten schmoren.   **3** Spaghetti al dente kochen, abseihen, zum Gemüse geben, vermischen und alles salzen.   **4** Basilikum grob hacken und untermischen.   **5** Nach Belieben frisch geriebenen Parmesan darüber streuen.

Basilikum als Heilmittel

Wirkung: Nervenstärkend, beruhigend, appetitanregend, verdauungsfördernd und krampflösend. Die ätherischen Öle im Basilikum wirken zudem desinfizierend und beruhigend auf die Schleimhäute.

Aus alten Hausmittelbüchern

▶ Bei starkem Schnupfen: Frische Basilikumblätter zerquetschen und in die Nasenlöcher stecken.
▶ Bei Aphten (kleinen Rissen) im Mund: Die frischen Blätter kauen und eine Weile im Mund behalten.

Im Ayurveda, der indischen Gesundheits- und Heilkunde, wird Basilikum als Tee gegen Erkältungen, zur Förderung der Urinausscheidung und zum Lösen von Krämpfen im Magen-Darm-Trakt verwendet. Den frisch gepressten Saft setzt man gegen Hautpilze ein, indem man ihn täglich zweimal auf die betroffenen Stellen aufträgt. Basilikum wird im Ayurveda auch zur Förderung der geistigen Klarheit genutzt.

Hildegard von Bingen empfahl Basilikum gegen »Zungenlähmung« und bei Fieber.

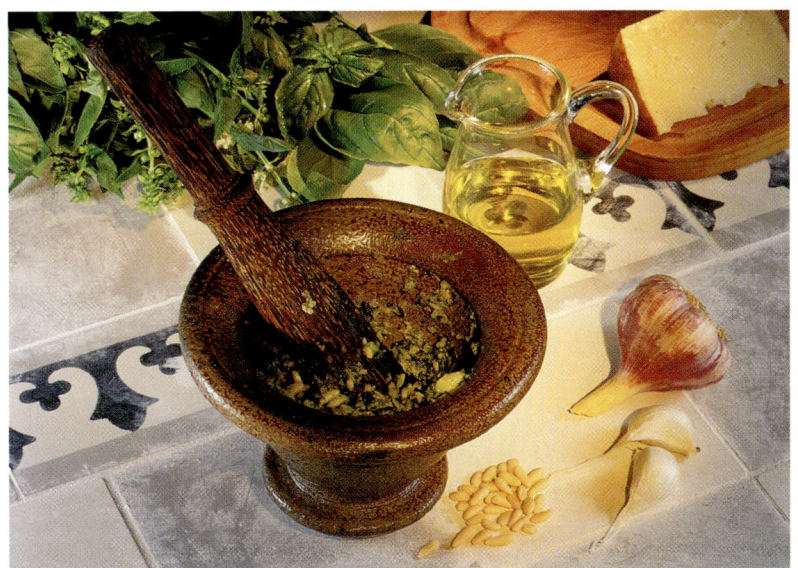

Ein selbst gemachtes Pesto ist einfach unvergleichlich.

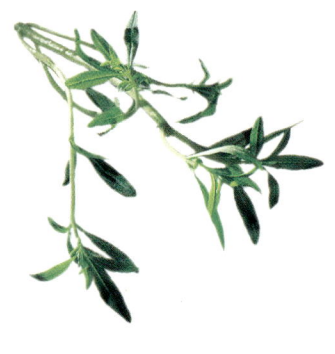

Bohnenkraut

Bohnenkraut stammt ursprünglich aus dem östlichen Mittelmeerraum und wurde bereits im 9. Jahrhundert von den Benediktinermönchen über die Alpen zu uns gebracht. An sonnigen, windgeschützten Standorten kann man bisweilen auch bei uns verwildertes Bohnenkraut antreffen.

Botanik: *Satureja hortensis*, Familie der Lippenblütler; 30 bis 40 cm hoch; einjährig (Winterbohnenkraut mehrjährig). Die schmalen, kleinen Blätter sind leicht behaart. Von Juli bis September erscheinen die winzigen weißen, hellblauen, rosa- oder lilafarbenen Blüten. Sie stehen in ährenartigen Blütenständen und sind bei Bienen sehr beliebt.

Säen und pflanzen: Ab Anfang April auf der Fensterbank in Anzuchterde aussäen und die Samen nur dünn mit Erde bedecken (Lichtkeimer, Seite 16). Die Sämlinge in kleinen Gruppen in Töpfe mit lockerer, humusreicher Erde setzen oder die Pflänzchen im Aussaatgefäß ausdünnen (Seite 17). Töpfe erst ab Mitte Mai ins Freie stellen. Ab Mai Aussaat in Töpfen auf Balkon oder Terrasse und die Sämlinge später vereinzeln.

Pflege:

Hildegard von Bingen nannte das Bohnenkraut »mehr warm als kalt« und empfahl es als Heilmittel gegen die Gicht.

▶ Bohnenkraut gedeiht am besten an einem warmen, sonnigen Platz.
▶ Nur mäßig gießen; keine Nässe auf den Blättern stehen lassen.
▶ Im Freien überwinterndes ausdauerndes Winterbohnenkraut vor Frost schützen (Seite 23).
▶ Im Frühjahr Winterbohnenkraut zurückschneiden (Seite 23).
▶ Winterbohnenkraut im Frühjahr mit wenig organischem Dünger versorgen (Schwachzehrer, Seite 20).

Ernte und Aufbereitung: Die Blättchen und jungen Triebe können jederzeit geerntet werden. Zum Trocknen (Seite 24) und Einfrieren (Seite 25) die Pflanzen kurz vor der Blüte dicht über der Erde abschneiden.

Rezepte mit Bohnenkraut

Bohnenkraut gilt als hervorragendes Würzmittel für Hülsenfrüchte (Bohnen, Erbsen, Linsen), Eintöpfe, Kartoffeln, Lamm oder Pilzgerichte und ist Bestandteil der Herbes de Provence (Seite 84).

Wichtig: Während der Schwangerschaft sollte man auf Bohnenkraut in jeder Form verzichten.

Farfallesalat mit grünen und weißen Bohnen

1 kleine Dose Ananas · 2 hart gekochte Eier · ¹/₂ rote Zwiebel

200 g grüne Bohnen (tief gekühlt oder frisch) · 1 kleine Dose große weiße Bohnen · 200 g bunte Farfalle · 2 EL gehackte Bohnenkrautblätter · Öl

Balsamicoessig · Salz · Cayennepfeffer · 1 EL Ananassaft

1 Ananas über einem Gefäß abtropfen lassen und in kleine Stücke schneiden. **2** Eier und Zwiebel schälen und hacken. **3** Grüne Bohnen waschen und putzen bzw. auftauen lassen und in Stücke schneiden, weiße Bohnen auf einem Sieb abtropfen lassen. **4** Grüne Bohnen und Farfalle in kochendem Salzwasser 10–12 Minuten garen, abgießen und weiße Bohnen untermischen. **5** Öl, Essig, Salz, Cayennepfeffer, Bohnenkraut und Ananassaft verrühren und über Bohnen und Farfalle gießen. **6** Alles vermischen und den Salat einige Zeit durchziehen lassen.

Bohnenkraut als Heilmittel

Wirkung: Appetitanregend, magenstärkend, blähungshemmend, harn- und schweißtreibend, entkrampfend, entzündungshemmend, keimhemmend.

Bei Bedarf können Sie Bohnenkrauttee zur Appetitanregung vor dem Essen und gegen Blähungen, bei Erkältung und Verschleimung trinken.

Bohnenkrauttee

3 TL frische (oder getrocknete) Bohnenkrautblätter mit ¹/₄ l kochendem Wasser übergießen und zugedeckt ziehen lassen. Nach 10 Minuten abseihen und den Tee möglichst heiß trinken.

Borretsch

Schon die alten Römer schätzten Borretsch vor allem als Mittel gegen Melancholie. Borretsch ist eine dankbare Pflanze: Die Samen sind groß, die Keimblätter erscheinen rasch und wachsen schnell, und die anspruchslose Pflanze erfordert wenig Aufwand.

Botanik: *Borago officinalis*, Familie der Raublattgewächse; bis 80 cm hoch; einjährig. Der hohle Stängel ist wie die Blätter borstig behaart. Von Mai bis September trägt Borretsch schöne blaue Blüten, die die Bienen anlocken.

Säen und pflanzen: Ab März/April auf der Fensterbank in einen großen Topf mit nährstoffreicher (= vorgedüngter), durchlässiger Anzuchterde nur wenige Samen säen und diese gut mit Erde abdecken (Dunkelkeimer, Seite 16). Sobald die Sämlinge größer sind, pro Topf nur ein kräftiges Pflänzchen stehen lassen (Seite 17), da Borretsch bei Platzmangel zu Krankheiten und Schädlingsbefall neigt (Seite 21), und die überzähligen Pflänzchen in eigene Töpfe setzen. Ab April im Freien in ein großes Gefäß nur wenige Samen säen und gut mit Erde abdecken. Später pro Gefäß nur eine kräftige Pflanze stehen lassen.

Der lateinische Name »Borago« für Borretsch, dem auch die deutsche Bezeichnung entstammt, leitet sich vom altarabischen »abu araq« (= Vater des Schweißes) ab. Die volkstümlichen Namen für den Borretsch sind Borrasch, Gurkenkraut, Herzfreude, Liebäuglein oder Wohlgemutsblume.

Pflege:
▶ Borretsch bevorzugt einen sonnigen bis halbschattigen Standort.
▶ Er benötigt viel Wasser, erholt sich aber rasch, wenn er welk geworden ist.
▶ Bisweilen die Pflanzen mit etwas organischem Flüssigdünger versorgen (Mittelzehrer, Seite 20).

Ernte und Aufbewahrung: Ab Juni bis September die jungen Blätter ernten und die blühenden Triebspitzen abknipsen. Die wasserreichen Blätter möglichst bald nach der Ernte verbrauchen, da sie bei längerer Lagerung stark an Aroma verlieren, oder die Blätter rasch tiefgefrieren (Seite 25). Die Blätter sollte man wegen der rauhen Haare stets fein hacken.

Rezepte mit Borretsch

Borretschblätter passen vor allem zu Gurkensalat, aber auch zu vielen anderen Salaten, Saucen, Suppen, Eintöpfen, Eierspeisen und Quark. Die Blüten sind als essbare Dekoration wunderschön. Sie können sie frisch verwenden, kandieren (Seite 27) oder in Eiswürfel einfrieren und beispielsweise in Getränken auftauen lassen.

Fenchelsuppe mit Borretsch

1 Kartoffel · 2 Fenchelknollen · 1 Zwiebel · 3 EL Butter · 1 l Gemüsebrühe einige junge fein gehackte Borretschblätter · 125 g süße Sahne · Salz Pfeffer · Muskat

1 Kartoffel schälen, waschen und würfeln. **2** Fenchelknollen waschen, putzen und würfeln. **3** Zwiebel abziehen, fein hacken und in der heißen Butter glasig dünsten. **4** Fenchel- und Kartoffelwürfel zugeben und kurz mitdünsten. Brühe aufgießen und die Suppe zugedeckt auf kleiner Flamme 30 Minuten kochen. Die Borretschblätter 5 bis 10 Minuten vor Ende der Garzeit zugeben. **5** Sahne unterrühren und die Suppe pürieren. Nochmals kurz aufkochen und mit Salz, Pfeffer und frisch geriebener Muskatnuss würzen.

»... die holdseligen Borangenblumen mögen in Speis und Trank fröhlich benützet werden, denn sie stärken das Herz und Hirn, erwecken die Verzagten und die traurigen und melancholischen Menschen zur Freude und munterem Sinn und läutern das Geblüt.«
(Hieronymus Bock, 1554)

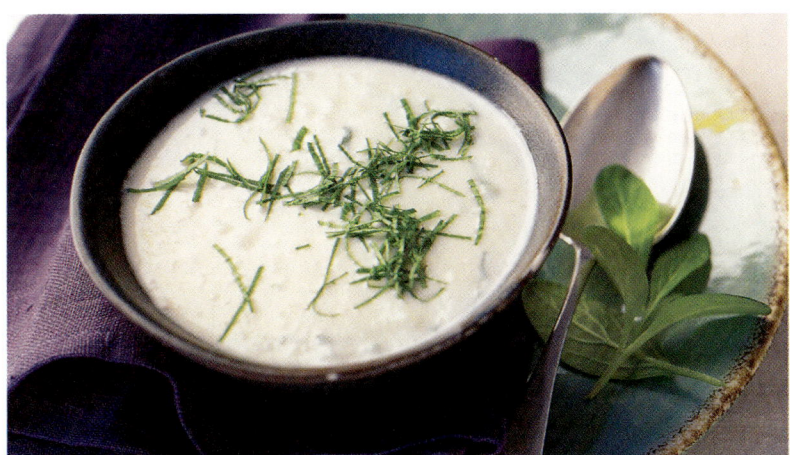

Borretschblätter sind ideal zum Verfeinern von Gemüsesuppen.

Borretsch als Heilmittel

Wirkung: Stimmungsaufhellend, stärkend, entzündungshemmend und schweißtreibend.

Borretschtee

»Ego, Borago, gaudium
semper ago –
Ich, Borretsch, bringe
immer Freude.«
Von Plinius dem Älteren
(gest. 79 n. Chr.)
überlieferter Spruch

2 TL gehackte frische Borretschblätter mit $^1/_4$ l kochendem Wasser übergießen und zugedeckt ziehen lassen. Den Tee nach 10 Minuten abseihen und heiß trinken.

Wegen seiner schweißtreibenden, fiebersenkenden Wirkung eignet sich Borretschtee gut bei Erkältungskrankheiten sowie bei Herzbeschwerden aufgrund nervöser Störungen. Außerdem wirkt er mildernd bei Wechseljahrebeschwerden.

Aus alten Hausmittelbüchern

▶ Zur Blutreinigung: Frische Borretschblätter in Wein kochen und den Wein trinken.
▶ Bei Schwellungen und Wunden: Einen Umschlag mit Brei aus Borretschblättern um die betroffene Stelle legen.
▶ Bei nervösen Herzbeschwerden oder Rheuma: Frische, fein gehackte Blätter in Milch verrührt einnehmen.

Dill

Die volkstümlichen Namen für Dill sind unter anderem Gurkenkräutel, Hochkraut, Kappernkraut, Kümmerlingskräutel, Murkenkräutel oder Tille.

Im Volksglauben galt der stark duftende Dill als dämonen- und hexenabwehrend, insbesondere im Hinblick auf das Vieh. Bei Gewitter verbrannte man getrockneten Dill im Stall, um einen Blitzeinschlag zu verhindern.

Botanik: *Anethum graveolens*, Familie der Doldenblütler; bis über 1 m hoch; einjährig. Der hohle Stängel ist längs gerillt und gestreift, die zarten graugrünen Blätter sind mehrfach gefiedert. Ab August entwickeln sich kleine gelbliche Blüten, die in großen Dolden stehen und Bienen und Schmetterlinge anlocken.

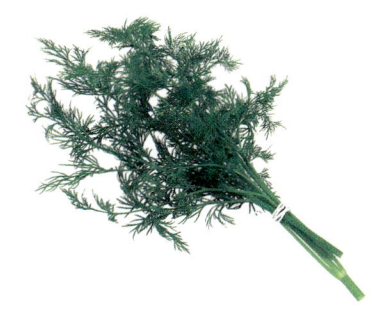

Säen und pflanzen: Ab April Aussaat auf der Fensterbank in Schalen oder Töpfen mit durchlässiger, magerer, humushaltiger Anzuchterde und die Samen ausreichend mit Erde bedecken (Dunkelkeimer, Seite 16). Die Sämlinge ausdünnen, bis der Abstand zwischen den Pflanzen etwa 10 cm beträgt (Seite 17). Ab April Aussaat auch auf dem Balkon oder der Terrasse.

Pflege:
▶ Dill steht gern sonnig, warm und windgeschützt.
▶ Die Erde ab und zu lockern, mäßig feucht halten und Staunässe vermeiden.
▶ Durch Abknipsen der Blütenansätze lässt sich die Erntezeit etwas verlängern.
▶ Alle sechs Wochen Folgesaaten ausbringen, da sich die Pflanzen schnell verbrauchen.
▶ Als Schwachzehrer braucht der einjährige Dill keinen Dünger.

Die Dillfrüchte sind ein gutes Würzmittel für Fischgerichte und Gurken.

Ernte und Aufbereitung: Dillblätter können den ganzen Sommer über geerntet werden (besonders aromatisch sind sie nach mehreren Sonnentagen). Durch das Trocknen verlieren sie stark an Aroma, können jedoch frisch gut eingefroren werden (Seite 25).
Wenn Sie auch die Früchte ernten wollen, lassen Sie einige Pflanzen nach dem Abblühen stehen. Die Früchte werden geerntet, sobald die Körner anfangen, braun zu werden.

Rezepte mit Dill

Dill passt sehr gut zu Gurken, Salaten, vielen Gemüse- und Kartoffelgerichten, Eierspeisen und Fisch. Zum Einlegen von Gurken verwendet man das blühende Dillkraut und die Früchte.

Tsatsiki mit Dill

1 kleine Salatgurke · Salz · 3 Knoblauchzehen · 300 g Sahnejoghurt
1 TL Zitronensaft · 2 EL Olivenöl · 1 Hand voll Dillkraut · weißer Pfeffer

Tsatsiki, die klassische Vorspeise aus Griechenland, schmeckt am besten zu frischem Fladenbrot.

1 Gurke schälen, längs halbieren, Kerne herauslösen. **2** Gurke raspeln, mit Salz bestreuen, 15 Minuten ziehen und auf einem Sieb abtropfen lassen. **3** Knoblauch abziehen, zerdrücken und mit den Raspeln vermischen. **4** Joghurt mit Zitronensaft und Öl verrühren. **5** Den Dill fein hacken und unterrühren. **6** Gurke und Joghurt vermischen, mit Pfeffer und Salz würzen und kühl servieren.

Blumenkohleintopf mit Dill

1 Blumenkohl · 1 Hand voll Dillkraut · 200 g Spiralnudeln · 300 ml Milch
2 EL Olivenöl · Salz · Cayennepfeffer

In der Traditionellen Chinesischen Medizin (TCM) werden Dillsamen bei Appetitlosigkeit und bei Magen-Darm-Störungen als Pulver, in etwas Wein aufgelöst, verwendet.

1 Blumenkohl putzen, waschen und in kleine Röschen teilen. **2** Dill fein hacken. **3** Blumenkohl mit den Nudeln in einen Topf geben, mit Milch und Olivenöl aufgießen und zum Kochen bringen. **4** Alles etwa 15 Minuten zugedeckt bei mittlerer Hitze garen, bis die Flüssigkeit cremig eingekocht ist, dabei immer wieder umrühren. **5** Eintopf mit Salz und Cayennepfeffer würzen, vom Herd nehmen und Dill untermischen.

Dill als Heilmittel

Wirkung: Beruhigend, magenstärkend, blähungstreibend, appetitanregend, entzündungshemmend und harntreibend.

Aus alten Hausmittelbüchern

▶ Bei Schlafstörungen: Vor dem Schlafengehen einen Tee aus Dillkraut trinken.
▶ Gegen Mundgeruch: Dillsamen kauen.

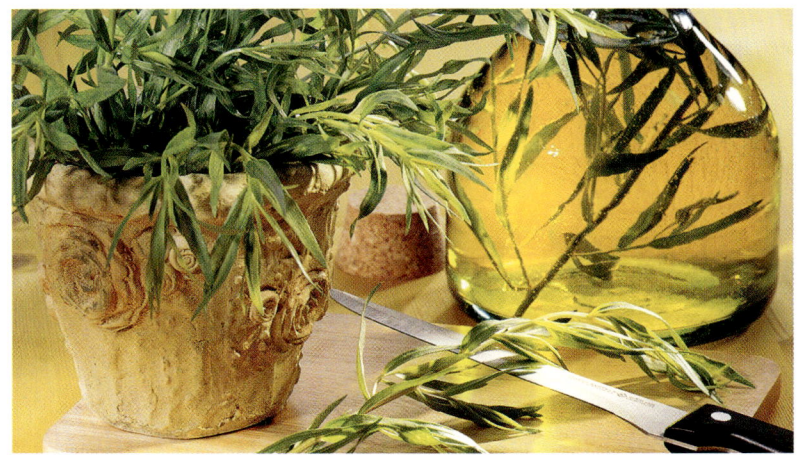

Sehr aromatisch und zugleich eine schöne Geschenkidee ist ein selbst angesetztes Estragonöl.

Estragon

Die ursprüngliche Heimat des Estragons ist das südliche und mittlere Asien, die Mongolei, Sibirien und das westliche Nordamerika. Die arabischen Ärzte des Altertums schätzten es als Würz- und Heilkraut.

Botanik: *Artemisia dracunculus*, Familie der Korbblütler; bis 1,5 m hoch; ausdauernd. Die hellgrünen Blätter sind länglich und ganzrandig. Von Juli bis September erscheinen kleine gelbgrüne Blüten in lockeren Rispen. Am Wurzelstock bilden sich unterirdische Ausläufer.

Säen und pflanzen: Im April ein bis zwei Pflanzen pro Topf pflanzen. Russischen Estragon ab März auf der Fensterbank in Anzuchterde aussäen (Seite 16). Die Pflänzchen einzeln in größere Töpfe mit vorgedüngter Erde setzen (Seite 17) und ab April ins Freie stellen.

Estragon kann durch Teilung des Wurzelstocks vermehrt werden (Seite 18).

Pflege:
▶ Estragon braucht einen sonnigen bis halbschattigen Standort.
▶ Die Pflanzen stets gut wässern, Staunässe jedoch vermeiden.
▶ Die Pflanzen ab und zu mit ein wenig Dünger versorgen (Mittelzehrer, Seite 20).

Im Mittelalter und der frühen Neuzeit waren Estragonblätter ein Hausmittel bei Schlangenbissen.

▶ Zum Überwintern die Pflanzen im Herbst bis auf die holzigen Teile zurückschneiden.

▶ Estragon bei Frost mit einer Abdeckung aus Reisig oder Stroh schützen.

▶ Nach drei bis vier Jahren neuen Estragon pflanzen.

Ernte und Aufbereitung: Blätter und Triebe können bis in den Spätsommer hinein geerntet werden. Estragon ist ungeeignet zum Trocknen oder Einfrieren, aber gut zum Konservieren in Essig oder Öl (Seite 27).

Rezepte mit Estragon

Wenn Sie mit dem aromatischen Estragon würzen, können Sie beim Kochen sogar viel Salz einsparen!

Estragon passt gut zu Geflügel, Fisch, Salaten, Saucen und Marinaden und wird zum Einlegen von Gurken verwendet. Bekannt sind auch Estragonessig und -senf. Estragon ist außerdem Bestandteil der Fines herbes (Seite 84).

Fischfilets in Estragonsahnesauce

2 Fischfilets (Dorsch, Kabeljau, Scholle) à 200 g · Zitronensaft · 1/2 Zwiebel
2 EL Öl · 150 ml Weißwein · 200 g süße Sahne · Salz · Pfeffer · Zucker
2 EL junge Estragonblätter

1 Fisch vorsichtig waschen, mit Küchenkrepp trockentupfen, mit Zitronensaft beträufeln und salzen.   **2** Zwiebel abziehen, fein hacken und im heißen Öl glasig dünsten.   **3** Wein zugießen und aufkochen.   **4** Fisch zugeben, bei geringer Hitze in einigen Minuten gar ziehen lassen, vorsichtig herausnehmen und warm stellen.   **5** Sahne in den Sud gießen und cremig einkochen lassen.   **6** Sauce mit Salz, Pfeffer und Zucker abschmecken. Estragonblätter fein wiegen.   **7** Topf vom Herd nehmen und Estragon unterrühren.   **8** Fischfilets auf warmen Tellern anrichten und die Sauce darüber gießen. Zu Reis oder Kartoffeln servieren.

Estragon als Heilmittel

Wirkung: Appetitanregend, verdauungsfördernd, kräftigend, krampf-lösend und harntreibend.

In der Volksheilkunde wurde Estragontee zur Anregung der Nie-rentätigkeit, bei Verdauungsstörungen, gegen Würmer und als men-struationsförderndes Mittel verwendet.

Kerbel

Der in Südeuropa beheimatete Kerbel wurde bereits von den Römern verwendet und auch durch sie über die Alpen zu uns gebracht. Er war bald so beliebt, dass er in das »Capitulare de villis« Karls des Großen aufgenommen wurde. Der relativ kälteunempfindliche Gartenkerbel ist bei uns mancherorts auch verwildert anzutreffen.

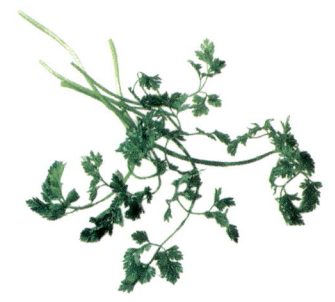

Botanik: *Anthriscus cerefolium*, Familie der Doldenblütler; 30 bis 60 cm hoch; einjährig. Die hellgrünen Blätter sind mehrfach gefie-dert. Kerbel blüht von Mai bis August mit kleinen, weißlichen, in Dolden stehenden Blüten.

Säen und pflanzen: Auf der Fensterbank ganzjährig in größere Blu-mentöpfe oder -kästen (die Gefäße brauchen nur etwa 6 cm hoch zu sein) in humusreiche Anzuchterde aussäen und dünn mit Erde be-decken (Lichtkeimer, Seite 16). Die kleinen Pflänzchen ausdünnen (Seite 17) und pflanzen. Da Kerbel sehr schnell verbraucht ist, etwa alle zwei Wochen nachsäen. Im Freien ab Ende März bis zum Herbst in größere Gefäße aussäen.

Im Volksmund wird Kerbel auch Aniskerbel, Gemeiner Kerbel, Karweil, Körbelkraut, Kuchelkraut, Spanischer Kerbel, Suppenkraut oder Suppenkerbel genannt.

Pflege:
▶ Kerbel bevorzugt einen schattigen bis halbschattigen Standort.
▶ Die Pflanzen brauchen viel Wasser, sollten jedoch immer nur mäßig feucht sein (Seite 19).

▶ Den Boden von Zeit zu Zeit lockern.

▶ Um das Blühen zu verzögern, die Knospenansätze immer gleich abzwicken.

▶ Abgeerntete Pflanzen entfernen.

▶ Als Schwachzehrer braucht Kerbel nicht gedüngt zu werden.

Ernte und Aufbereitung: Junge Blätter vor der Blüte ernten. Kerbel ist zum Trocknen nicht geeignet, da er zu stark an Aroma verliert. Eingefroren bewahrt er sein Aroma dagegen recht gut (Seite 25).

Rezepte mit Kerbel

Nicht unbedingt zur Nachahmung empfohlen ist dieses Kerbelsupperezept aus einem Kochbuch von 1933: »In heißem Fett dämpft man die geputzten, vorgerichteten Kräuter 5 Minuten, streut das Mehl darüber, dämpft dies ¼ Stunde mit, löscht mit heißer Brühe ab, würzt mit Salz, füllt auf und lässt die Suppe ½ Stunde kochen.« Nach insgesamt 50 Minuten Kochzeit dürfte vom Kerbelaroma nichts mehr übrig geblieben sein!

Mit Kerbel würzt man Blattsalate, Kartoffelsalat, Quark, Kräuterbutter und Fisch (vor allem Forellen oder Lachs). Auch die Sauce Vinaigrette (Seite 80) und die Frankfurter Grüne Sauce (Seite 81) werden mit Kerbel zubereitet.

Kerbelsuppe

1 Zwiebel · 30 g Butter · 50 g Mehl · 1,5 l Gemüsebrühe
3 EL fein gehackter Kerbel · etwas süße Sahne · Salz · Pfeffer

1 Zwiebel abziehen, fein hacken und in der heißen Butter goldbraun rösten. **2** Mehl unter ständigem Rühren darüber stäuben, Brühe aufgießen und die Suppe etwa 15 Minuten zugedeckt auf kleiner Flamme kochen. **3** Kerbel zugeben und die Suppe nochmals kurz aufkochen. **4** Suppe vom Herd nehmen und mit Sahne, Salz und Pfeffer abschmecken.

Kerbel als Heilmittel

Wirkung: Anregend auf Leber, Nieren, Darm, schleimlösend. Hildegard von Bingen empfahl Kerbel gegen »Eingeweidebrüche«.

Kresse (Gartenkresse)

Die aus Vorderasien stammende Gartenkresse nutzten bereits die alten Ägypter, während die Pflanze bei uns erst im Mittelalter bekannt und beliebt wurde. So schreibt Hildegard von Bingen: »Die Gartenkresse ist mehr warm als kalt und ist auch feucht, und sie wächst mehr aus dem Grün der Erde als von der Sonne.«

Botanik: *Lepidium sativum*, Familie der Kreuzblütler; bis 60 cm hoch; einjährig. Die Blätter sind aus kleinen runden Teilblättchen zusammengesetzt. Kresse blüht ab Mai/Juni mit kleinen, weißen Blüten.

Säen und pflanzen: Ganzjährig auf der Fensterbank. Besonders einfach ist die Aussaat auf mehreren Lagen feuchten Küchenkrepps in einem Teller oder einer flachen Schale (Lichtkeimer). Im Handel werden auch Tonfiguren für die Kressezucht angeboten. Besonders gut für die Zimmerkultur geeignet ist die ›Großblättrige Gartenkresse‹.

Pflege:
▶ Kresse gedeiht am besten an einem sonnigen oder halbschattigen, im Sommer auch schattigen Standort.
▶ Die Pflanze regelmäßig gießen, Staunässe vermeiden (Seite 19).
▶ Als Schwachzehrer braucht die einjährige Kresse keinen Dünger.

»Ich möchte sä'n auf jedes frische Beet mit Kressesamen, der es schnell verrät; auf jeden weißen Zettel möcht ich schreiben: Dein ist mein Herz und soll es ewig bleiben.« **(Lied von Franz Schubert)**

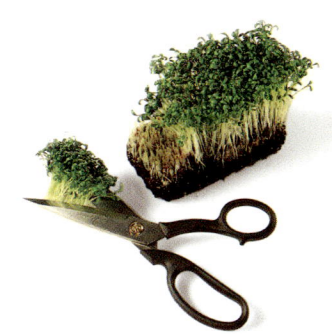

Ernte und Aufbereitung: Die 5 bis 10 cm hohen Pflänzchen mit einer Schere abschneiden. Kresseblättchen werden frisch verwendet, da sie weder zum Trocknen noch zum Tiefgefrieren geeignet sind.

Rezepte mit Kresse

Gartenkresse schmeckt gut in grünen Blattsalaten, Gurken- und Tomatensalat, Kartoffelsalat, Quarkgerichten und Nudelsaucen. Besonders gut schmeckt Kresse auf Brot – verfeinern können Sie beispielsweise Brot mit Frischkäse, indem Sie Kresse darüber streuen.

Kressesauce

3 Eier · 1 TL Senf · 2 EL Öl · 1 EL Zitronensaft
1 TL fein gehackte Zwiebel · Salz · Zucker · 100 g fein gehackte Kresse

1 Eier hart kochen, kalt abschrecken, pellen und Eigelbe mit Senf und Öl glatt rühren. **2** Zitronensaft, Zwiebel, Salz und Zucker unterrühren. **3** Eiweiße in kleine Würfel schneiden und mit der Kresse untermischen. Zu gedünstetem Fleisch, geräucherten Forellen oder Pellkartoffeln servieren.

Spaghetti mit Forellenfilet und Kresse

200–250 g Spaghetti · 200 g geräuchertes Forellenfilet · 1 rote Paprika
1 Hand voll Gartenkresse · 1 EL Olivenöl · 150 g süße Sahne
1 TL Zitronensaft · Salz · Pfeffer

Anstelle von Spaghetti können Sie auch kurze Nudeln wie etwa Fusilli, Farfalle oder Penne nehmen.

1 Spaghetti nach Packungsanweisung in etwa 8 Minuten bissfest kochen und abgießen. **2** Paprika waschen, entkernen und klein würfeln. Kresse waschen und Blätter grob hacken. **3** Forellenfilet in Streifen schneiden. **4** Paprikawürfel im heißen Öl 5 Minuten dünsten. **5** Sahne und Zitronensaft zugeben und etwa 5 Minuten auf kleinster Flamme kochen. **6** Kresse und Forellenfilet zufügen und kurz erwärmen. Alles mit Salz und Pfeffer abschmecken. **7** Spaghetti mit der Sauce mischen.

Kresse als Heilmittel

Wirkung: Belebend, harntreibend und keimhemmend.

Kressesalat gegen Blasenentzündung

2 Hand voll Gartenkresse waschen und von den gröberen Stielen befreien. 1 EL Zitronensaft, 3 EL Olivenöl und 1 Prise Salz verrühren und die Marinade über die Kresse geben.

46

Lavendel

In der christlichen Bilderwelt ist Lavendel als Symbol für Reinheit und Keuschheit ein Attribut der Gottesmutter Maria. 1710 wurde in der Kölner Glockengasse Nr. 4711 ein Eau de Cologne auf Lavendelbasis kreiert, das lange Zeit vor allem als Medikament beliebt war; so soll Napoleon vor jeder Schlacht zur Nervenberuhigung etwas davon getrunken haben. Das 19. Jahrhundert war die große Zeit des Lavendels, und noch bis zum Anfang unseres Jahrhunderts boten in Wien die Lavendelfrauen auf den Straßen ihre Lavendelsträuße an.

Der Name »Lavendel« kommt von »Lavandula« und dieser wahrscheinlich vom lateinischen »lavare« = waschen, da man früher die Pflanze oder deren Auszüge dem Waschwasser beigab.

Botanik: *Lavandula angustifolia*, Familie der Lippenblütler; Halbstrauch; bis 60 cm hoch; ausdauernd. Die langen, schmalen Blätter sind silbergrau und filzig behaart. Von Juli bis August erscheinen die kleinen blauen bis violetten Blüten, die in ährenartigen Blütenständen stehen und Bienen, Hummeln und Schmetterlinge anlocken.

Säen und pflanzen: Entweder Aussaat im März in Anzuchterde auf der Fensterbank (Seite 16), die Sämlinge in Töpfchen vereinzeln (Seite 17) und später in größere Gefäße mit trockener, leichter, kalkhaltiger Erde pflanzen (eventuell etwas Algenkalk untermischen, Seite 15). Oder – noch einfacher – im Frühjahr vorgezogene Pflanzen kaufen und sie in entsprechende Erde setzen (Seite 17). Die Pflänzchen wegen Frostgefahr erst nach Mitte Mai ins Freie bringen.

Lassen Sie sich bei der Auswahl der Lavendelsamen oder -pflanzen am besten im Gartenfachhandel beraten, da die verschiedenen Lavendelsorten nicht nur unterschiedlich blühen, sondern sich auch geschmacklich voneinander unterscheiden. Der ›Lavendula stochas‹ beispielsweise hat ein süßes Aroma.

Pflege:
▶ Lavendel braucht einen sonnigen Standort.
▶ Die Pflanzen nur sparsam gießen (Seite 19).
▶ Ein Rückschnitt im August regt das Wachstum an.
▶ Im ersten Jahr auf Düngung verzichten (Seite 20), in den Folgejahren im Frühjahr düngen (Schwachzehrer).
▶ Pflanzen, die im Freien überwintern, gegen strengen Frost mit Reisig oder Stroh abdecken.
▶ Kräftige Pflanzen können ab dem zweiten Lebensjahr durch Stecklinge oder Teilung vermehrt werden (Seite 18).

Ernte und Aufbereitung: Die Blätter, jungen Triebspitzen und Blüten können jederzeit geerntet werden. Die gut zum Trocknen geeigneten Blüten möglichst am Morgen eines sonnigen Tages abschneiden (Seite 24).

Rezepte mit Lavendel

Lavendel schmeckt frisch oder getrocknet gut zu Wild, Lamm, Fisch, Eintöpfen, Gemüse, verschiedenen Süßspeisen und Kompotts. Zusammen mit Thymian, Rosmarin, Bohnenkraut, Ysop und weiteren Kräutern gehört er zu den Herbes de Provence (Seite 84).

Apfel-Lavendel-Kompott

500 g Äpfel · 2 EL Honig · 2 EL Wasser · 1 kleiner Lavendelzweig (mit Blüten) · 2 Messerspitzen Bourbon-Vanillepulver

Nehmen Sie für dieses Rezept, das gut zu Joghurt oder Schlagsahne schmeckt, am besten heimische Frühäpfel. Im Spätsommer können Sie auch die Lavendelblüten verwenden.

1 Äpfel waschen, vierteln, Kerngehäuse entfernen und Fruchtfleisch in Scheiben schneiden. **2** Äpfel mit Honig, Wasser, Lavendelzweig und Vanillepulver auf kleiner Flamme etwa 10 Minuten dünsten, bis sie zerfallen, durch ein Sieb streichen und abkühlen lassen.

Lavendel als Heilmittel

Wirkung: Beruhigend, belebend, entkrampfend, keimtötend, schweiß- und harntreibend, durchblutungsfördernd und hustenlindernd.

Aus alten Hausmittelbüchern

Lavendel wird auch zur Herstellung von Seifen, Parfüms und anderen Kosmetika verwendet.

▶ Bei Nervenleiden: Lavendelblüten mit heißem Weißwein übergießen und von diesem einige Tage lang jeweils $1/_8$ l trinken.
▶ Zur Stärkung der Nerven: Frisches Lavendelkraut mit kochendem Wasser überbrühen, ziehen lassen und die Kopfhaut damit einreiben.

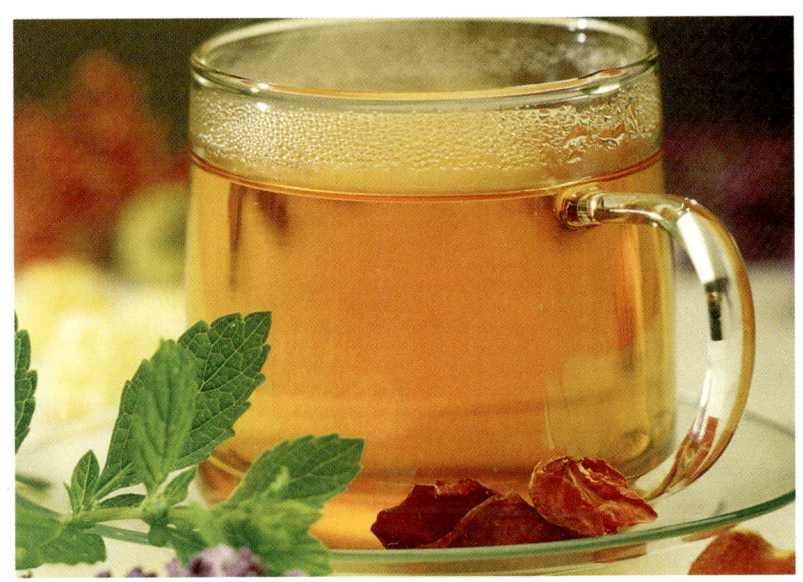

Die Heilwirkungen von Lavendel sind weit bekannt. Ein Tee z. B. hilft bei Nervosität und nervös bedingten Krankheitsbildern.

Lavendeltee

1–2 TL frische oder getrocknete Blüten mit $\frac{1}{4}$ l kochendem Wasser übergießen und zugedeckt ziehen lassen. Den Tee nach 10 Minuten abseihen und bei Bedarf täglich 2 Tassen davon trinken.

Ein warmer Lavendeltee hilft gut bei Nervosität sowie bei Magen-Darm- und Herzbeschwerden aufgrund von Nervosität oder bei nervös bedingten Kopfschmerzen.

Lavendelbad

50 g frische oder getrocknete Lavendelblüten mit 1 l kochendem Wasser übergießen und zugedeckt ziehen lassen. Nach 10 Minuten abseihen und den Sud einem warmen Bad zugeben.

Das Lavendelbad wirkt harmonisierend, entspannend und aufbauend. Es hilft am Abend bei Schlafstörungen und lindert außerdem rheumatische Beschwerden.

»Lavendel, Myrt' und Thymian,
Das wächst in meinem Garten.
Wie lange bleibt der Freiersmann,
Ich kann ihn kaum erwarten!«
(aus »Briefe aus Berlin« von Heinrich Heine, 1822)

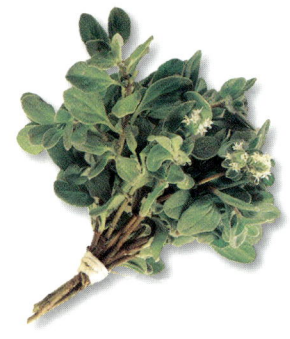

Majoran

Majoran, der in Nordostafrika und Indien beheimatet ist, wurde schon von den ägyptischen, griechischen und römischen Ärzten der Antike eingesetzt. Auch arabische Ärzte nutzten ihn bereits in der Frühzeit, während die Pflanze erst im Mittelalter durch die Benediktinermönche zu uns kam. Nahe verwandt mit dem Gartenmajoran ist der einheimische Wilde Majoran oder Dost *(Origanum vulgare)*, der als Würzkraut ebenfalls sehr beliebt ist (Seite 79).

Botanik: *Origanum majorana (Majorana hortensis)*, Familie der Lippenblütler; 30 bis 50 cm hoch; ausdauernd, bei uns aber meist nur einjährig kultiviert. Die kleinen, eiförmigen Blättchen sind filzig behaart. Von Juni bis September erscheinen in quirligen Blütenständen kleine weiße, rosafarbene oder lila Blüten, die sehr gerne von Bienen besucht werden.

»… Ich will zum Garten noch des Schaffers gehn; Dort wächst am Zaune schöner Majoran, Davon stipitz ich etwa dir ein Händchen.«
(aus »Weh dem, der lügt« von Franz Grillparzer)

Säen und pflanzen: Ab März auf der Fensterbank in Anzuchterde aussäen und die Samen nur dünn mit Erde bedecken (Lichtkeimer, Seite 16). Sämlinge zu zweit oder dritt in Töpfe mit leichter, humusreicher Erde vereinzeln (Seite 17) und für eine gute Drainage sorgen. Ende Mai Aussaat im Freien bzw. die Töpfe ins Freie stellen. Vorgezogene Pflänzchen jeweils zu zweit oder dritt in Töpfe setzen.

Pflege:
▶ Majoran braucht einen sonnigen und warmen Standort.
▶ Die Pflanzen nur sparsam gießen.
▶ Majoran von Zeit zu Zeit mit etwas organischem Flüssigdünger versorgen (Schwachzehrer, Seite 20).

Ernte und Aufbereitung: Die frischen Triebe und einzelne Blätter können den ganzen Sommer über geerntet werden. Am meisten Aroma haben die Pflanzen am früheren Morgen und am Spätnachmittag, wenn die Sonneneinstrahlung nicht so stark ist. Majoran kann ohne großen Aromaverlust gut getrocknet werden (Seite 24).

Rezepte mit Majoran

Majoran passt gut zu Kartoffelgerichten, Schweinebraten, Geflügel, Eintöpfen, Suppen, Fisch oder Eiern und ist ein beliebtes Gewürz für Würste sowie für Gänse- und Schweineschmalz. Er gehört bei uns neben Petersilie, Schnittlauch und Dill zu den Würzkräutern mit besonders langer Tradition.

Majorankartoffeln

1 kg Kartoffeln · 1 Zwiebel · 1 EL Öl · 1 Tasse Gemüsebrühe · Salz · Pfeffer
2 EL gehackte frische Majoranblätter

1 Kartoffeln schälen, waschen, trocknen und in Würfel schneiden.
2 Zwiebel abziehen, fein hacken und im heißen Öl glasig dünsten.
3 Kartoffeln zugeben und unter Wenden kurz anbraten. **4** Brühe zugießen, alles salzen und pfeffern und Majoran zufügen. **5** Kartoffeln zugedeckt auf kleiner Flamme 30 Minuten schmoren, dabei nicht umrühren, sondern den Topf zwischendurch einige Male vorsichtig schütteln.

Kalbsleber mit Äpfeln, Zwiebeln und Majoran

2 Zwiebeln · 2 EL Öl · 1 Apfel · 1–2 TL grob gehackte Majoranblättchen
Salz · Pfeffer · 2 Scheiben Kalbsleber

1 Zwiebel abziehen, in dünne Ringe schneiden, im heißen Öl unter Rühren knusprig braten, herausnehmen und warm stellen. **2** Apfel schälen, entkernen und in Ringe schneiden. **3** Apfel und Majoran im Zwiebelbratfett braten und mit Salz und Pfeffer würzen. Ebenfalls herausnehmen und warm halten. **4** Leber waschen, trockentupfen und im gleichen Bratfett von jeder Seite bei mittlerer Hitze 3 Minuten braten. **5** Das Fleisch weitere 2 Minuten bei geringer Wärme ziehen lassen, salzen und pfeffern und mit den Zwiebelringen und Apfelscheiben anrichten.

Für die Zimmerkultur eignet sich die Sorte ›Deutscher Majoran‹ sehr gut. ›Französischer Majoran‹, der lieber im Freien steht, schmeckt etwas kräftiger und ist blattreicher als der ›Deutsche Majoran‹.

In alten Kochbüchern findet man zahlreiche Rezepte für Majorankartoffeln, die traditionell zu Blaukraut (Rotkohl) und Gänse- oder Schweinebraten serviert wurden.

Majoran als Heilmittel

Wirkung: Beruhigend, durchblutungsfördernd, schweiß- und harntreibend, keimtötend, appetitanregend und schleimlösend.

Aus alten Hausmittelbüchern

▶ Bei Haarausfall: 1 Hand voll Majoranblätter mit kochendem Wasser überbrühen, ziehen lassen, abseihen und den Sud in die Kopfhaut einmassieren.

▶ Zur Nervenbelebung: Den gleichen Sud dem Badewasser zufügen.

Melisse (Zitronenmelisse)

Die aus dem vorderen Orient stammende Melisse, die wegen ihres an Zitrone erinnernden Geschmacks häufig auch Zitronenmelisse genannt wird, wurde bereits im Altertum als Heilpflanze und Bienenfutter geschätzt und kam durch den arabischen Arzt Avicenna im 11. Jahrhundert nach Spanien. Bei uns wurde sie ebenfalls seit dem Mittelalter in Kloster- und Bauerngärten kultiviert.

Neben der »normalen« Melisse eignet sich auch die nicht blühende ›Compacta‹, die durch ihren niedrigen Wuchs gut für die Topfkultur geeignet ist. Die Sorte ›Variegata‹ hat gelb gesprenkeltes Laub.

Botanik: *Melissa officinalis*, Familie der Lippenblütler; 60 bis 80 cm hoch; ausdauernd. Die lang gestielten, eiförmigen, gezahnten Blätter haben viele Öldrüsen. Im Juli und August erscheinen quirlartige kleine weißliche oder blasslila Blüten, die Bienen und Hummeln anlocken (»Melisse« ist das griechische Wort für »Honigbiene«).

Säen und pflanzen: Aussaat ab März in Anzuchterde und die Samen nur dünn mit Erde bedecken (Lichtkeimer, Seite 16). Die Sämlinge pikieren (Seite 17) und die Pflänzchen später in Töpfe mit humusreicher, vorgedüngter, durchlässiger Erde (eventuell mit Sand vermischt) setzen (Seite 15). Aussaat ab Mai in Töpfe und Kästen im Freien und im August/September einzeln in Töpfe umsetzen. Einfacher ist es, vorgezogene Jungpflanzen ab Mai ins Freie setzen.

Pflege:

▶ Melisse bevorzugt einen warmen, sonnigen Standort. Sie gedeiht aber auch im Halbschatten und mitunter sogar im Schatten.

▶ Die Pflanze eher feucht halten (Seite 19).

▶ Von Anfang an regelmäßig etwas Kompost oder anderen organischen Dünger zugeben (Schwachzehrer, Seite 20).

▶ Bei älteren Pflanzen ist im Herbst oder Frühjahr eine Vermehrung durch Teilung, im Sommer durch Stecklinge möglich (Seite 18).

Ernte und Aufbereitung: Blätter und junge Triebspitzen können während des ganzen Jahres geerntet werden. Melisse ist gut zum Trocknen geeignet. Dafür die Stängel vor der Blüte 10 bis 15 cm über der Erde abschneiden (Seite 24).

»...Die andern Menschen sind wie ausgerissen; sie aber stehn wie eine Blumen-Art aus Wurzeln auf und duften wie Melissen und ihre Blätter sind gezackt und zart.« (aus »Das Stundenbuch« von Rainer Maria Rilke)

Rezepte mit Melisse

Melisse passt vorzüglich zu Salaten, Saucen, Fleisch- und Wildgerichten, Pilzen, Omeletts, Quark, Milch, Süßspeisen, Obstsalat und Erfrischungsgetränken. Frische Melissenblätter sind ein guter Ersatz für Zitrone.

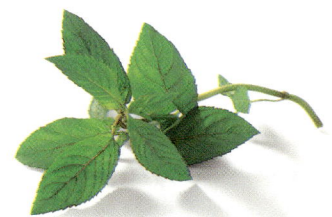

Aprikosenmark mit Melisse

400 g reife Aprikosen · 2 EL Zucker · 3 EL Wasser
1 TL frische Melissenblätter

1 Aprikosen entkernen und in Stücke schneiden. **2** Früchte mit Zucker und Wasser in einem Topf zugedeckt bei schwacher Hitze etwa 10 Minuten kochen, dabei gelegentlich umrühren. **3** Masse durch ein Sieb streichen und abkühlen lassen. **4** Melissenblätter in schmale Streifen schneiden und unter das Aprikosenmark rühren.

Dazu passt Vanillepudding, Mandel- oder Nusspudding, Grießpudding oder mit etwas Bourbon-Vanillezucker geschlagene süße Sahne.

Melisse als Heilpflanze

Melissengeist wurde erstmals 1611 von den Karmelitern in Paris nach einem Geheimrezept hergestellt. Das Rezept für den heute noch geschätzten Klosterfrau-Melissengeist wurde 1775 von der Nonne Maria Clementine Martin geschrieben.

Wirkung: Beruhigend, krampflösend, entspannend und keimhemmend.

Die Pflanze »biensuga« (»Bienensaug«) der Hildegard von Bingen ist wahrscheinlich die Melisse. Von ihr sagt die Äbtissin: »Die Melisse ist warm, und ein Mensch, der sie isst, lacht gern, weil ihre Wärme das Herz berührt und daher das Herz erfreut wird.«

Melissentee

2–3 TL frische oder getrocknete Melissenblätter mit $1/4$ l kochendem Wasser übergießen und zugedeckt ziehen lassen. Den Tee nach 10 Minuten abseihen und täglich 2–3 Tassen davon trinken.

Melissentee hilft bei Nervosität, Schlafstörungen, Blähungen, Magen-Darm-Beschwerden und nervösen Kopfschmerzen oder Migräne.

Melissenwein

Frisches Fleisch wird vor Fliegen und Maden geschützt, wenn man einige Melissenblätter darüber legt.

1 l Weißwein mit 30 g Melissenblättern mischen und gut verschlossen bei Zimmertemperatur ziehen lassen. Den Wein durch einen Kaffeefilter in eine zweite Flasche füllen und gut verschlossen aufbewahren. Bei Nervosität und Schlafstörungen täglich 2- bis 3-mal je 1 Schnapsgläschen davon trinken.

Aus alten Hausmittelbüchern

▶ Bei Insektenstichen: Zerquetschte Melissenblätter auf die betroffenen Stellen legen. Das wirkt kühlend und schmerzstillend.
▶ »Für das zerrüttete Nervensystem gibt es nichts Besseres als Melissentee. Derselbe erheitert das Gemüt, belebt die Kräfte und wirkt beruhigend. Bei Nervenzucken, Melancholie, Hypochondrie und Hysterie ist er ein unentbehrliches Beruhigungsmittel.«

Petersilie

Die ursprünglich im südöstlichen Mittelmeerraum beheimatete Pflanze wächst schon seit Römerzeiten auch in mitteleuropäischen Gärten. Im alten Volksglauben war Petersilie allerdings nicht ganz geheuer: Aus mittelalterlichen Hexenprozessakten geht hervor, dass die Pflanze sogar mit dem Teufel in Verbindung gebracht wurde.

Botanik: *Petroselinum crispum*, Familie der Doldenblütler; 20 bis 30 cm hoch; zweijährig. Im ersten Jahr entwickelt sich nur die Blattrosette mit lang gestielten, gefiederten Blättern, im zweiten Jahr erscheinen im Juni/Juli unscheinbare gelblich grüne Blüten mit sich daraus entwickelnden giftigen Samen.

Säen und pflanzen: Ab März auf der Fensterbank in Töpfe oder Kästen mit lockerer, durchlässiger, nährstoffreicher Anzuchterde dünn aussäen (gut geeignet sind auch Saatbänder, Seite 16) und die Samen mit reichlich Erde abdecken (Dunkelkeimer, Seite 16). Die Erde während der 4- bis 7-wöchigen Keimzeit stets gut feucht halten. Jungpflanzen eventuell ausdünnen, aber nicht verpflanzen (Seite 17). Ab Mitte März bis Ende Juli Aussaat im Freien.

Pflege:
▶ Petersilie bevorzugt einen sonnigen bis halbschattigen Standort.
▶ Die Pflanzen sehr feucht halten, Staunässe jedoch vermeiden.
▶ Petersilie ab und zu mit etwas organischem Dünger versorgen (Mittelzehrer, Seite 20).
▶ Zur Überwinterung im Freien die Pflanzen in kalten Lagen mit Reisig abdecken. Im Frühjahr neue Triebe bis vor der Blüte ernten.
▶ Petersilie für die Winterernte im Juli/August in Töpfe aussäen und vor dem ersten Frost ins Haus holen.
▶ Bei Schädlingen und Krankheiten wie Möhrenfliege, Blattläusen und Nematoden bzw. Krautfäule und Blattfleckenkrankheit die Pflanzen mit Brennnesselspritzbrühe behandeln (Seite 21) und/oder die befallenen Triebe abschneiden; eventuell neu aussäen.

In alten Kräuterbüchern heißt die Petersilie auch Bittersilge, Grönte, Peterle oder Peterling.

Petersilie gibt es in veschiedenen Sorten: Glatte Blätter hat die ›Einfache Schnitt‹ oder die ›Gigante d'Italia‹. Petersiliesorten mit krausen Blättern sind die besonders winterharten ›Mooskrause‹ und die ›Bravour‹.

Sie können die Kräuterspätzle auch variieren, indem Sie andere Käsesorten zum Überbacken verwenden.

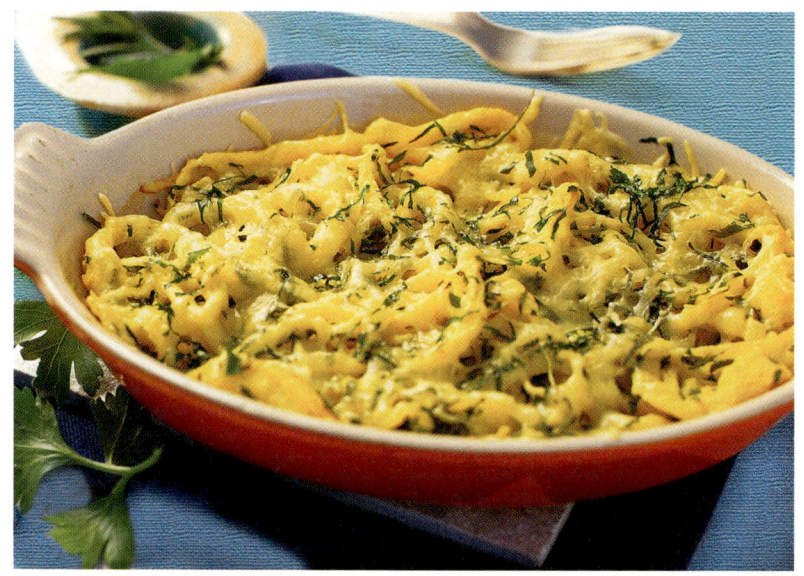

Ernte und Aufbereitung: Die Blätter können ganzjährig geerntet werden. Man verwendet sie frisch oder tiefgefroren (Seite 25), da beim Trocknen Farbe und Aroma verloren gehen.

Wenn Sie Eier hart kochen, können Sie einige Petersilienstiele mit ins Kochwasser geben. Die Eierschale bekommt dadurch eine attraktive grüne Färbung, und die Eier schmecken würziger.

Rezepte mit Petersilie

Kaum ein Küchenkraut ist so universell einsetzbar wie Petersilie. Sie würzt Fleisch-, Geflügel-, Fisch- und Gemüsegerichte, schmeckt in Eintöpfen, Suppen oder Salaten und gehört neben Schnittlauch und Dill zu den am häufigsten verwendeten Würzkräutern. Glatte Petersilie schmeckt etwas intensiver als krause Petersilie.

Schwäbische Kräuterspätzle

250 g Mehl · 2 kleine Eier · Salz · 150–200 ml Wasser · 1 TL Öl
Zum Überbacken: 1 Ei · 200 ml Milch · Salz · Pfeffer · 1 Hand voll fein gewiegte Petersilie · 100 g geriebener Käse · Fett für die Form

1 Mehl mit Eiern und $^1/_2$ Teelöffel Salz verrühren. **2** Unter Rühren so viel Wasser zugeben, dass ein glatter, zähflüssiger Teig entsteht. Teig so lange weiterrühren und schlagen, bis er Blasen wirft. **3** Öl unterrühren und den Teig 30 Minuten ruhen lassen. **4** Salzwasser zum Kochen bringen. **5** Einen Teil des Teigs auf ein nasses Brettchen geben und mit einem breiten Messer dünne, lange Spätzle ins kochende Wasser schaben. **6** Sobald sie an die Oberfläche steigen, Spätzle mit einem Schaumlöffel herausheben, kalt abbrausen und auf einem Sieb abtropfen lassen. **7** Auf die gleiche Weise den restlichen Teig zu Spätzle verarbeiten. **8** Spätzle in eine gefettete Auflaufform legen. **9** Ei mit Milch, Salz und Pfeffer verquirlen und Petersilie unterrühren. Mischung über die Spätzle gießen und Käse darüber streuen. **10** Spätzle im Backofen bei 200 °C (Gas Stufe 3–4) 10 Minuten überbacken.

In Schlesien hieß es früher, die Petersilie brauche deshalb sieben Wochen zum Aufgehen, weil sie erst nach Rom reisen und sich dort die Erlaubnis des Papstes (Petrus!) holen müsse.

Petersilie als Heilmittel

Wirkung: Kräftigend, appetitanregend, verdauungsfördernd, harntreibend, schleimlösend und menstruationsfördernd.

Petersilien-Gesichtspackung

1 Hand voll gehackte Petersilie mit kochendem Wasser überbrühen, abgießen und die Petersilie leicht ausdrücken. Die Petersilie zwischen zwei Mulltücher legen oder in ein Mullsäckchen füllen. Die noch warme Packung auf die entsprechenden Stellen (Nase, Wangen) legen und eine Zeit lang dort belassen. Das kräftigt die Blutgefäße bei Couperose (erweiterte Äderchen) und wirkt stärkend auf die Haut.

Aus alten Hausmittelbüchern

▶ Gegen Ohren- und Zahnschmerzen: Petersilie in die Ohren stecken bzw. etwas Petersilie kauen.
▶ Bei Insektenstichen: Zerquetschte Petersilienblätter auflegen.

Pfefferminze

Verschiedene Minzearten wurden bereits zur Zeit der Antike von Griechen, Römern, Kelten und Germanen verwendet. Unsere heutige Pfefferminze ist eine Kreuzung aus drei in Europa auch wild vorkommenden Minzearten – Wasserminze, Rossminze und Grüne Minze – und soll in einer Minzekultur in England entstanden sein, wo sie erstmals 1696 erwähnt wurde. Von deren Ablegern – Pfefferminze vermehrt sich nicht über Samen – dürften alle uns heute bekannten Pfefferminzen abstammen.

Botanik: *Mentha x piperita*, Familie der Lippenblütler; 50 bis 80 cm hoch; ausdauernd. Die ovalen Blätter sind am Rand gezähnt. Im Juli/August erscheinen rosarote Blüten in ährenartigen Blütenständen. Die Pflanze bildet viele ober- und unterirdische Ausläufer aus.

Von anderen Minzearten sind bei uns Samen erhältlich. Beliebt sind etwa ›Mentha spicata v.‹ (Grüne Minze), die besonders für englische Minzsauce geeignet ist, und die ›Spearmint-Minze‹ *(Mentha spicata)* mit »Kaugummigeschmack«.

Säen und pflanzen: Pfefferminze, die im Freien weitläufig wuchert, kann im Topf »gebändigt« werden und ist deshalb ideal für Fensterbank, Balkon und Terrasse geeignet. Am besten ist es, sich im Frühjahr eine Jungpflanze im Fachhandel zu besorgen und sie in einen großen Topf mit feuchter, humusreicher, vorgedüngter Erde zu setzen (Seite 17).

Pflege:
▶ Pefferminze bevorzugt einen warmen, halbschattigen (bis schattigen) Standort.
▶ Die Pflanze braucht ständig feuchte Erde.
▶ Pfefferminze von Zeit zu Zeit mit organischem Dünger versorgen (Mittelzehrer, Seite 20).
▶ Bei strengem Frost die Pflanzen mit einer Abdeckung schützen. Im Frühjahr abgefrorene Triebe abschneiden.
▶ Bei Pfefferminzrost (Seite 21): Die Pflanzen radikal abschneiden und neu austreiben lassen.
▶ Ältere Pflanzen können durch Teilung oder Stecklinge vermehrt werden (Seite 18).

Ernte und Aufbereitung: Junge Blätter können den ganzen Sommer über geerntet werden. Zum Trocknen im Juni die Stängel dicht über dem Boden abschneiden (Seite 24).

Rezepte mit Pfefferminze

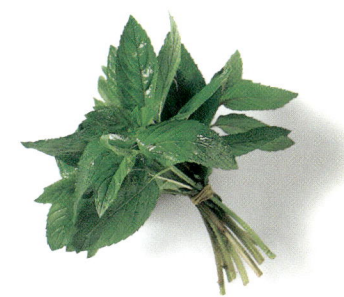

Mit Pfefferminze würzt man Lamm- und andere Fleischgerichte, Erbsen, Quark und Frischkäse, Cremes und Getränke. Pfefferminzblätter schmecken auch im Obstsalat und werden als Dekoration für Desserts verwendet.

Griechische Hackfleischbällchen

1 trockene Semmel · 1 große Zwiebel · 500 g gemischtes Hackfleisch · 1 Ei
2 TL Senf · 2 EL fein gehackte Pfefferminze · Salz · Pfeffer · etwas Mehl
4 EL Öl

1 Semmel in Wasser einweichen, bis sie vollgesaugt ist, und gut ausdrücken. **2** Zwiebel abziehen und fein hacken. **3** Hackfleisch mit Semmel, Zwiebel, Ei, Senf, Pfefferminze, Salz und Pfeffer mischen. **4** Aus dem Teig kleine Bällchen formen, mit Mehl bestäuben und im heißen Öl einige Minuten von allen Seiten braten.

Niederbayerische Weincreme mit Pfefferminze

2 Eigelbe · 40 g Zucker · 2 EL Stärke · 1/2 l Weißwein
1/2 TL fein zerriebene Pfefferminzblätter

1 Eigelbe zusammen mit dem Zucker schaumig rühren. **2** Stärke mit einigen Esslöffeln Wein anrühren. Den übrigen Wein mit der Schaummasse mischen. **3** Flüssigkeit unter Rühren zum Kochen bringen und die Stärke einrühren. **4** Masse unter Rühren einmal aufkochen und die Pfefferminze unterrühren. **5** Creme in eine Schüssel füllen und kalt stellen.

Diese Creme ist, gut gekühlt, ein erfrischendes Dessert an heißen Sommertagen.

Pfefferminze als Heilmittel

Wirkung: Erfrischend, krampflösend, keimhemmend, galletreibend, kühlend, schmerzstillend, betäubend (äußerlich angewendet).

Im Volksmund wird die Pfefferminze auch Aderminze, Edelminze, Englische Minze, Gartenminze, Schmeckerts oder Teeminze genannt.

Pfefferminztee

1–2 TL grob gehackte frische oder getrocknete Pfefferminzblätter mit $^1/_2$ l kochendem Wasser übergießen und zugedeckt ziehen lassen. Den Tee nach 10 Minuten abseihen und warm oder kalt trinken.

Dieser Tee hilft bei Blähungen und Magen-Darm-Beschwerden.

Aus alten Hausmittelbüchern

▶ Bei Kopfschmerzen: Frische Minzeblätter auf die Stirn legen.
▶ Bei Hypochondrie und Melancholie: Pfefferminztee trinken.

In der Traditionellen Chinesischen Medizin (TCM) wird vor allem die Ackerminze *(Mentha arvensis)* bei Erkältungen, Kopfschmerzen, schmerzhafter Periode oder Magenschmerzen verwendet.

Rauke (Rucola)

Die aus dem Mittelmeergebiet stammende Rauke war schon im Altertum bei den Griechen und Römern bekannt, und in Italien und Griechenland ist sie auch heute noch eine wichtige Öl-, Senf-, Salat- und Gemüsepflanze. Früher verwendete man das Kraut als verdauungsförderndes und harntreibendes Heilmittel sowie als Aphrodisiakum, die Samen vor allem bei Hautkrankheiten und Skorpionstichen.

Botanik: *Eruca sativa*, Familie der Kreuzblütler; 10 bis 50 cm hoch; einjährig. Die fiederteiligen Blätter sind behaart. Ab Juli erscheinen kleine gelbliche Blüten, die in Trauben angeordnet sind.

Säen und pflanzen: Auf der Fensterbank ganzjährig in Töpfe mit humusreicher, eher trockener Aussaaterde dünn aussäen und die Samen schwach mit Erde bedecken (Lichtkeimer, Seite 16). Die Sämlinge vereinzeln (Seite 17). Ab April können Sie die Sämlinge im Freien aussäen.

Pflege:
▶ Die Pflanze braucht einen sonnigen bis halbschattigen Standort.
▶ Rauke nicht zu feucht halten.
▶ Als Schwachzehrer braucht die einjährige Pflanze keinen Dünger.
▶ Rauke wird nicht selten von Erdflöhen befallen, die die Blätter durchlöchern. Deshalb zur Vorbeugung einen Topf mit Pfefferminze neben die Pflanze stellen. Befallene Pflanzen mit einer Wermutbrühe bespritzen (Seite 21) oder mit Algenkalk oder Gesteinsmehl bestreuen. Sollten diese Maßnahmen nicht helfen, müssen Sie leider neue Rauke säen.

Ernte und Aufbereitung: Die zarten Blätter können fortlaufend geerntet werden und schmecken nur frisch, da sie nicht zum Trocknen oder Tiefgefrieren geeignet sind. Wenn man einige Pflanzen bis nach der Blüte stehen lässt, kann man auch die Samen ernten, die wie Senfkörner verwendet werden.

Rauke wird bei uns inzwischen meist unter ihrem (exotischer klingenden) italienischen Namen »Rucola« angeboten. Die anspruchslose Pflanze ist ideal für Anfänger geeignet, da man mit ihr praktisch nichts falsch machen kann.

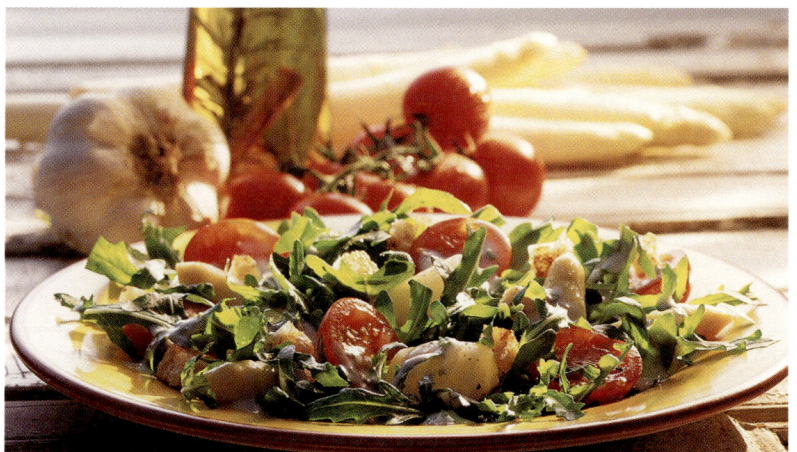

Der Tomatensalat mit Rauke schmeckt auch sehr gut, wenn Sie ihn mit kleinen Spargelstücken variieren.

Rezepte mit Rauke

Rauke passt gut zu grünen Blattsalaten und Tomatensalat, schmeckt als Pizzabelag und verfeinert Eierspeisen und Tomatensaucen.

Tomatensalat mit Rauke

Wenn Sie auch die Samen verwenden wollen: Würzen Sie entweder mit den ganzen Körnern oder, wenn Sie ein noch intensiveres Aroma mögen, zermahlen Sie die Samen in einem Steinmörser zu einem feinen Pulver und würzen Sie damit beispielsweise Salatsaucen.

2 Scheiben getoastetes Weißbrot · 3 EL Olivenöl · 1 Knoblauchzehe
2–3 Fleischtomaten · 1 kleine rote Zwiebel · 1 Hand voll grob zerteilte
Raukeblätter · Saft von 1/2 Zitrone · Salz · frisch gemahlener Pfeffer

1 Brotscheiben mit je 1/2 Esslöffel Öl beträufeln.   **2** Knoblauch schälen, zerquetschen und Brotscheiben damit einreiben.   **3** Tomaten waschen und in Scheiben schneiden. Zwiebel abziehen und in feine Ringe schneiden.   **4** Brot, Tomaten und Zwiebelringe in eine flache Schüssel schichten und mit Rauke bestreuen.   **5** Zitronensaft mit Salz, Pfeffer und dem restlichen Olivenöl vermischen und darüber gießen.

Rauke-Omelett

400 g Kartoffeln · 3 EL Öl · 2 Tomaten · Salz · 4 Eier · 2 EL Milch
1 Hand voll Raukeblätter · frisch gemahlener Pfeffer
nach Belieben etwas geriebener Käse

Rauke wirkt verdauungsfördernd, harntreibend und keimtötend.

1 Kartoffeln schälen, waschen und in dünne Scheiben schneiden. Kartoffelscheiben in einer großen Pfanne in heißem Öl unter ständigem Wenden 10 Minuten braten.   **2** Tomaten waschen, trocknen, fein würfeln, zu den Kartoffeln geben und alles leicht salzen.   **3** Eier, Milch und etwas Salz verrühren. Rauke in Streifen schneiden und bis auf einige Blätter in die Eiermilch rühren.   **4** Mischung über die Kartoffeln gießen und zugedeckt auf kleiner Flamme etwa 5 Minuten stocken lassen.   **5** Omelett halbieren, auf Teller verteilen und mit der restlichen Rauke, etwas Pfeffer und nach Belieben auch mit Käse bestreuen.

Rosmarin

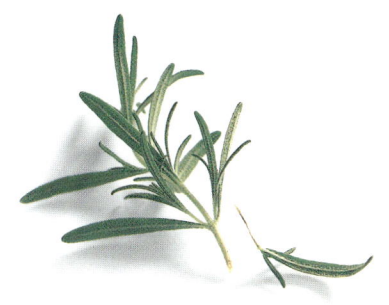

Rosmarin wurde in der Antike im Mittelmeerraum vor allem zu kultischen Zwecken verwendet, im alten Rom schmückte er zusammen mit Lorbeer und Myrte die Siegerkränze der Gladiatoren. Wahrscheinlich brachten die Römer die Pflanze nach Mitteleuropa, vielleicht waren es aber auch erst die Benediktinermönche, die im frühen Mittelalter über die Alpen zu uns kamen. Jedenfalls befahl bereits Karl der Große im »Capitulare de villis« den Anbau von Rosmarin in seinen Staatsgütern.

Als Schutz vor bösen Geistern war Rosmarin im alten Volksglauben bei allen wichtigen Stationen des Lebens wie Geburt, Hochzeit oder Tod nicht wegzudenken. So war er etwa bis in die frühe Neuzeit unverzichtbarer Bestandteil des Brautkranzes (erst eine Tochter Jakob Fuggers des Reichen trug bei ihrer Hochzeit Myrte statt Rosmarin), und bei Beerdigungen wurde Rosmarin mit in den Sarg gelegt bzw. von den Beerdigungsgästen in den Händen gehalten.

Botanik: *Rosmarinus officinalis*, Familie der Lippenblütler; 30 bis 150 cm hoch; ausdauernd, immergrün. Die nadelförmigen Blätter sind auf der Unterseite graufilzig behaart. Von März bis Mai/Juni erscheinen die kleinen blauen, violetten oder rosafarbenen Blüten. Rosmarin ist in unseren Breitengraden nicht oder nur bedingt winterhart.

Säen und pflanzen: Die Aussaat ist langwierig, daher besser im Fachhandel eine Jungpflanze im Topf kaufen und in einen größeren Topf mit lockerer, durchlässiger, nährstoffarmer, etwas kalkhaltiger Erde setzen (Seite 15). Die Sorte ›Repanda‹ kann zu einem Bäumchen gezogen werden.

Pflege:
▶ Rosmarin bevorzugt einen trockenen, sonnigen, warmen Standort.
▶ Im Freien regelmäßig, aber wenig, im Haus etwas mehr gießen.
▶ Im Frühsommer sparsam düngen, geeignet sind etwa Hornspäne oder Algendünger (Schwachzehrer, Seite 20).

Der Name »Rosmarin« ist vom lateinischen »ros marinus« abgeleitet, was übersetzt »Tau des Meeres« bedeutet. Im Volksmund wird Rosmarin unter anderem auch Kranzenkraut oder Reslmarie genannt.

▶ Die Pflanze vor dem ersten Frost zum Überwintern im Haus an einen hellen, kühlen Platz stellen (etwa 10 °C) und nur wenig gießen, den Wurzelballen aber nie ganz austrocknen lassen. Ab Mai ins Freie oder im Haus an ein sonniges Fenster stellen und trockene Äste zurückschneiden.

▶ Im August des zweiten Jahres lassen sich kräftige Pflanzen durch Stecklinge vermehren (Seite 18).

Ernte und Aufbereitung: Ab April bis zum Herbst können die Blätter und Blütentriebe geerntet werden. Sie werden frisch verwendet, sind aber auch gut zum Trocknen geeignet (Seite 24).

Rezepte mit Rosmarin

Bei Rosmarin gehen die Geschmäcker weit auseinander: Während manche Menschen gern und oft mit Rosmarin würzen, lehnen ihn andere völlig ab.

Rosmarin passt vorzüglich zu Geflügel, Tomatensuppen und -saucen, Lammbraten oder Fisch. Rosmarin ist vor allem ein Gewürz der italienischen und französischen Küche und Bestandteil der Würzmischung Herbes de Provence (Seite 84).
Wegen seines ausgeprägten Aromas sollte Rosmarin in jedem Fall vorsichtig dosiert werden.

Tomatensauce mit Tofu und Rosmarin

125 g Tofu · Saft von $^1/_2$ Zitrone · 500 g reife Tomaten (oder 1 große Dose geschälte Tomaten) · 1 Zwiebel · 1 Knoblauchzehe · 2 Rosmarinzweige
2 EL Öl · Salz · Zucker · frisch gemahlener Pfeffer

1 Tofu klein würfeln und $^1/_2$ Stunde im Zitronensaft marinieren.
2 Tomaten waschen und klein würfeln. Zwiebel abziehen und hacken, Knoblauch abziehen und zerreiben. Rosmarinnadeln fein hacken.
3 Zwiebel und Knoblauch im heißen Öl auf mittlerer Flamme glasig dünsten, Tomaten und Rosmarin zugeben und alles 15 Minuten zugedeckt dünsten.   **4** Tofuwürfel zugeben, alles mit Salz, Zucker und Pfeffer abschmecken und zu Spaghetti oder anderer Pasta servieren.

Rosmarin als Heilmittel

Wirkung: Kräftigend, kreislaufanregend, harn- und schweißtreibend, keimtötend, entkrampfend und verdauungsfördernd.

Rosmarintee

1 TL getrocknete oder 2 TL frische gehackte Rosmarinblätter mit $1/4$ l kochendem Wasser übergießen und zugedeckt 10 Minuten ziehen lassen. Abseihen und morgens und abends 1 Tasse davon trinken.

Der Tee hilft bei Erschöpfung sowie bei Völlegefühl und Blähungen.

Rosmarinwein

20 g Rosmarinnadeln in einer Flasche mit 1 l gutem Weißwein übergießen. Die Flasche verkorken und den Wein an einem kühlen, dunklen Platz 4 Tage ziehen lassen. Den Wein abfiltern, erneut in eine Flasche füllen und die Flasche verkorken. Morgens nüchtern sowie vor dem Mittag- und Abendessen je 1 Schnapsgläschen davon trinken.

Rosmarinwein wirkt allgemein anregend und stärkend bei Erschöpfung, außerdem regt er die Gallen- und Magensaftproduktion an.

Rosmarinbad

50 g frische oder getrocknete Rosmarinblätter in 1 l Wasser kurz aufkochen und 15 Minuten zugedeckt ziehen lassen. Abseihen und den Sud dem Badewasser zugeben.

Ein Rosmarinbad wirkt kreislaufanregend und belebend, vor allem bei niedrigem Blutdruck, sowie lindernd bei rheumatischen Beschwerden. Wegen der anregenden Wirkung sollten Sie am Abend allerdings kein Rosmarinbad nehmen, da es das Einschlafen erschweren kann, und auch nicht mehr als 1 bis 2 Bäder pro Woche nehmen.

Rosmarintee, -wein oder -bäder dürfen Sie nicht während Schwangerschaft und Stillzeit trinken oder anwenden. Auch als Gewürz darf man Rosmarin nicht in starker Dosierung über längere Zeit nehmen, da es zu Vergiftungen kommen kann.

Königin Isabella von Ungarn soll sich aus einer Mischung frischer Kräuter, die vor allem Rosmarin enthielt, ein Wasser für Gesicht und Körper hergestellt haben, durch das die 72-Jährige angeblich so jugendlich und schön wurde, dass sie den König von Polen bezauberte und dieser um ihre Hand anhielt.

Rosmarin-Haarspülung

5 frische Rosmarinzweige grob hacken, mit 1 l kochendem Wasser übergießen, abkühlen lassen und abseihen, $^1/_2$ Tasse Apfelessig und 5 Tropfen Rosmarinöl (aus der Apotheke) zugeben, alles gut mischen und als letzte Spülung über den Haaren verteilen. Nicht ausspülen!

Die Spülung stärkt Kopfhaut und Haare und verleiht vor allem dunklen Haaren einen schönen Glanz.

Salbei (Gartensalbei)

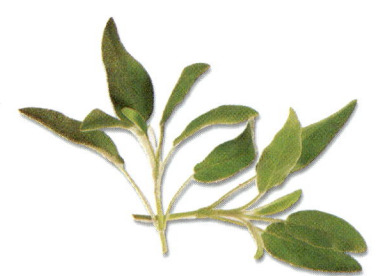

Schon im Altertum war Salbei bei Griechen und Römern eine beliebte Heilpflanze, die von Hippokrates, Dioskurides und Plinius als wahres Allheilmittel gerühmt wurde. Mit den römischen Soldaten gelangte die Pflanze nach Germanien, wo sie ebenfalls bald ein geschätztes Heilkraut war. So preist etwa Walafried Strabo, Abt des Klosters auf der Insel Reichenau, den Salbei in seinem Buch »Hortulus«. Welch hoher Rang dem Salbei als Heilpflanze zukam, zeigt sich auch in einer Heilkräuter-Gedichtsammlung, die im 14. Jahrhundert in Salerno zusammengetragen wurde. Auf die Frage »Warum stirbt ein Mensch, wenn doch Salbei im Garten wächst?« lautete die Antwort: »Weil es gegen die Macht des Todes keine Pflanze im Garten gibt.« Salbei als Symbol für treues Gedenken pflanzte man in früheren Zeiten auch auf Gräber. Sein wissenschaftlicher Name »Salvia«, aus dem der deutsche »Salbei« entstand, ist vom lateinischen »salvare« (= heilen, retten) abgeleitet.

»Wer ein Gärtchen beim Hause hat, wird, wenn er es neu anlegt, den Salbeistock nicht vergessen; er ist eine hübsche Zierpflanze.«
(Pfarrer Sebastian Kneipp)

Botanik: *Salvia officinalis*, Familie der Lippenblütler; 50 bis 70 cm hoch; ausdauernd, immergrün. Die länglichen Blätter sind graufilzig behaart. Von Juni bis August erscheinen blaue, violette oder rosa Blüten in quirlartigen Blütenständen, die Hummeln und Bienen anlocken. Der heimische Wiesensalbei *(Salvia pratensis)* mit seinen dunkelblauen Blüten, der an Wegrändern und auf Trockenwiesen wächst, eignet sich nicht zum Würzen oder als Heilpflanze.

Säen und pflanzen: Da in der Regel eine Pflanze genügt, ist es ratsam, eine Jungpflanze zu kaufen und sie in lockere, sandige, kalkhaltige Erde zu setzen (Seite 17). Andernfalls die Samen Ende Februar/Anfang März auf der Fensterbank in Anzuchterde aussäen (Seite 16). Die Sämlinge pikieren und die Pflänzchen später einzeln in Töpfe mit lockerer, sandiger, kalkhaltiger Erde setzen (Seite 17). Im Freien Aussaat im Mai möglich.

Pflege:
▶ Salbei braucht einen sonnigen, windgeschützten Standort. Im Halbschatten stehende Pflanzen sollen allerdings mehr ätherisches Öl produzieren.
▶ Die Pflanze sparsam wässern, aber nicht austrocknen lassen.
▶ Ab dem zweiten Jahr im April mit Kompost oder Hornspänen düngen (Schwachzehrer, Seite 20).
▶ Im Winter empfiehlt sich in jedem Fall eine Reisigabdeckung gegen Frost.
▶ Im Frühjahr die Pflanze vor dem Neuaustrieb zurückschneiden.
▶ Kräftige Pflanzen können durch Teilung oder Stecklinge vermehrt werden (Seite 18).

Ernte und Aufbereitung: Junge Blätter können von Mai bis November geerntet werden, während der Blüte ist das Aroma allerdings beeinträchtigt. Salbei ist gut zum Trocknen geeignet (Seite 24). Dafür die Blätter und Triebspitzen kurz vor der Blüte abschneiden.

Der farbenfrohe zweijährige Muskatellersalbei *(Salvia sclarea)* mit seinen weißvioletten Blüten und den rötlichen Tragblättern wird zum Würzen von Wein und zur Gewinnung von ätherischem Öl verwendet.

Rezepte mit Salbei

Salbei passt gut zu Fleisch, Fisch, Geflügel, Käse oder Hülsenfrüchten und schmeckt in Gemüse-, Kartoffel- und Nudelgerichten. Da Salbei sehr aromatisch ist, sollten Sie ihn immer vorsichtig dosieren, damit er den Geschmack anderer Zutaten nicht überdeckt. Außerdem verträgt er keine Hitze und wird deshalb immer erst kurz vor Ende der Garzeit zugefügt.

Niederbayerisches Erdäpfelbratl mit Salbei

1 kg Kartoffeln · Öl für die Form · 30 junge Salbeiblätter
1–2 Knoblauchzehen · 200 g süße Sahne · 100 ml Milch
80 g geriebener Käse · Pfeffer · Salz · Cayennepfeffer

1 Kartoffeln schälen, waschen, in dünne Scheiben schneiden und fächerförmig in eine mit wenig Öl bestrichene feuerfeste Auflaufform schichten. **2** Salbei sehr fein hacken, Knoblauch abziehen und zerdrücken. **3** Sahne, Milch, Salbei, Knoblauch und Käse mischen. Mit Salz, Pfeffer und Cayennepfeffer würzen. **4** Über die Kartoffeln gießen und alles zugedeckt im vorgeheizten Backofen bei 220 °C (Gas Stufe 4–5) etwa 35 Minuten backen. **5** Kartoffeln offen weitere 10 Minuten bräunen lassen.

Salbei als Heilmittel

Hildegard von Bingen: »Der Salbei ist von warmer und trockener Natur, und er wächst mehr infolge der Sonnenwärme als infolge der Feuchtigkeit der Erde. Und er ist nützlich gegen die kranken Säfte, weil er trocken ist.«

Wirkung: Stärkend, schweißhemmend, schmerzstillend, keimtötend.

Salbeitee

2 TL getrocknete oder 3 TL frische Salbeiblätter mit $1/4$ l kochendem Wasser übergießen, zugedeckt ziehen lassen und nach 10–15 Minuten abseihen. Bei Bedarf täglich 2–3 Tassen davon trinken.

Salbeitee hilft bei Erkältungen und übermäßigem Schwitzen, äußerlich zum Gurgeln bei Mund- und Rachenentzündungen oder Aphten (Risse in der Mundschleimhaut) sowie als Haarspülung.

Salbeiwein

75 g Salbeiblätter in einer Flasche mit 1 l Rotwein übergießen, gut verkorken und an einem kühlen, dunklen Platz 2 Wochen ziehen lassen. Den Wein abfiltern, erneut in eine Flasche füllen und gut verkorken. Bei Erschöpfung 3-mal täglich 1 Schnapsglas vor dem Essen trinken.

Salbei-Gesichtswasser

4 g frische Salbeiblätter · 50 ml Alkohol (70 %) · 50 ml Hamameliswasser
50 ml destilliertes Wasser (alles aus der Apotheke)

Salbeiblätter waschen, vorsichtig trockentupfen und grob hacken. Die Blätter in ein sauberes Schraubdeckelglas füllen, vollständig mit Alkohol bedecken und das Glas fest zuschrauben. Die Salbeiblätter 10 Tage an einem dunklen, kühlen Ort ausziehen lassen, abfiltern und die Rückstände gut auspressen. Das Salbeifiltrat mit Hamameliswasser und destilliertem Wasser vermischen. Das Gesichtswasser in einer dunkel getönten Flasche gut verschlossen aufbewahren und innerhalb von 6 bis 8 Wochen verbrauchen.

Salbei-Gesichtswasser wirkt straffend und belebend insbesondere bei fettiger Haut oder Mischhaut.

Während Schwangerschaft und Stillzeit dürfen Sie keinen Salbeitee oder -wein trinken. Generell sollten Sie die Zubereitungen aus Salbei nicht in höheren Dosierungen und auch nicht über längere Zeit anwenden, da sonst Vergiftungsgefahr besteht.

Aus alten Hausmittelbüchern

▶ Bei Zahnfleischentzündungen: Mehrmals täglich frische Salbeiblätter kauen (nicht herunterschlucken!).
▶ Zur Verdauungsförderung: Im Pfannkuchenteig einige frische Salbeiblätter mitbacken.

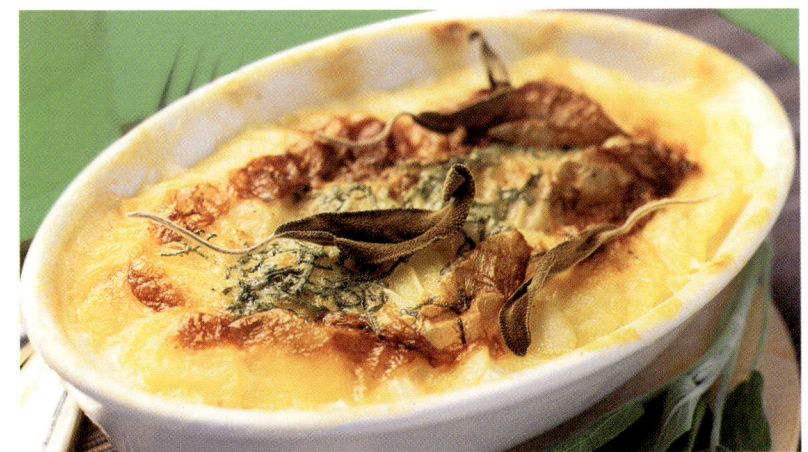

Verwenden Sie bei dem Erdäpfelbratl nur junge Salbeiblätter; sie verleihen dem Gericht einen zarten Geschmack.

Schnittlauch

Schnittlauch, der bei uns neben Petersilie und Dill zu den beliebtesten Küchenkräutern gehört, entstand in der heute bekannten Kulturform erst um 1200 in Italien und gelangte von dort zu uns. Wild kommt Schnittlauch in Mitteleuropa im Gebirge und an Flussufern vor.

Botanik: *Allium schoenoprasum*, Familie der Lauchgewächse; 30 bis 40 cm hoch; ausdauernd. Im Frühjahr treiben aus den überwinterten Zwiebeln schmale, röhrenförmige Blätter aus. Von Mai bis August erscheinen lang gestielte Dolden mit rosa- oder lilafarbenen Blüten.

Säen und pflanzen: Ab Februar auf der Fensterbank in Anzuchterde aussäen (Seite 16). Mehrere Jungpflanzen in einen Topf mit nährstoffreicher, feuchter Erde setzen (Seite 17). Jungpflanzen gibt es ab dem Spätwinter auch im Fachhandel. Ab April Aussaat im Freien.

Pflege:

Schnittlauch, der volkstümlich auch Graslauch oder Suppenkraut genannt wird, findet man als »prieslauch« bei Hildegard von Bingen, die ihn besonders schätzte.

▶ Schnittlauch braucht einen sonnigen bis halbschattigen (oder schattigen) Standort.
▶ Die Pflanzen regelmäßig kräftig gießen und nie austrocknen lassen.
▶ Schnittlauch ab und zu mit organischem Dünger versorgen (Mittelzehrer, Seite 20).
▶ Die sich entwickelnden Blütenansätze abbrechen, damit die Blätter stärker wachsen.
▶ Im Spätherbst Schnittlauch im Freien einmal durchfrieren lassen, neu eintopfen und ins Haus holen, damit er dort wieder austreibt.
▶ Kräftige Schnittlauchstöcke im Abstand von einigen Jahren durch Teilung vermehren und neu einpflanzen (Seite 18).

Ernte und Aufbereitung: Schnittlauch kann man ganzjährig im Zimmer, im Freien vom Frühjahr bis zum Herbst ernten, indem man die Blätter mit einem scharfen Messer etwa 2 cm über der Erde abschneidet. Schnittlauch eignet sich nicht zum Trocknen, kann aber sehr gut eingefroren werden (Seite 25).

70

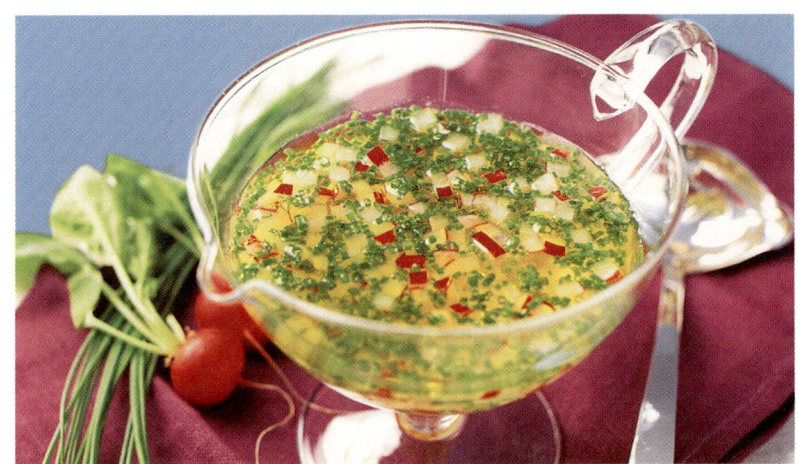

Rezepte mit Schnittlauch

Schnittlauch – ein wahres Allroundgewürz, das erntefrisch am besten schmeckt – passt vorzüglich zu grünen Blattsalaten, Gurken- oder Tomatensalat, würzigem Quark, Pellkartoffeln, Spargel oder Rührei und schmeckt auch gut auf einem Butterbrot. Außerdem ist er wichtiger Bestandteil der Sauce Remoulade, Sauce Ravigote und Sauce Vinaigrette (Seite 80).

Schnittlauch neben Rosen verhindert, dass diese von Rußtau befallen werden.

Schnittlauch-Vinaigrette

2 EL Balsamicoessig · $1/_2$ TL Ahornsirup oder Honig · 1 Knoblauchzehe
3 EL Olivenöl · einige Radieschen · 1 Bund Schnittlauch

1 Balsamicoessig mit Ahornsirup oder Honig verrühren. **2** Knoblauchzehe abziehen, fein hacken oder reiben und in die Sauce rühren. Öl unterschlagen. **3** Radieschen und Schnittlauch waschen, trockentupfen, fein hacken und in die Sauce geben. **4** Sauce über kalten Braten, gekochte Zungenscheiben, Salamischeiben oder gekochten Schinken gießen. Kalt stellen und 1 bis 2 Stunden durchziehen lassen.

Nudeln mit Gorgonzola-Schnittlauch-Sauce

250 g grüne Bandnudeln · 100 g Mascarpone · 200 g süße Sahne
1 Knoblauchzehe · 80 g Gorgonzola · 1 TL Zitronensaft · Muskat · Salz
Pfeffer · 1 Bund Schnittlauch

1 Nudeln nach Packungsanleitung bissfest kochen, abgießen und warm halten. **2** Mascarpone und Sahne auf kleiner Flamme unter ständigem Rühren erhitzen und 5 Minuten kochen. **3** Knoblauch abziehen, fein hacken und zugeben. **4** Gorgonzola zerbröckeln und unterrühren. **5** Sauce mit Zitronensaft, etwas frisch geriebener Muskatnuss, Salz und Pfeffer würzen. **6** Schnittlauch waschen, trockentupfen und fein schneiden. **7** Nudeln mit Sauce und Schnittlauch vermischen und sofort servieren.

Thymian

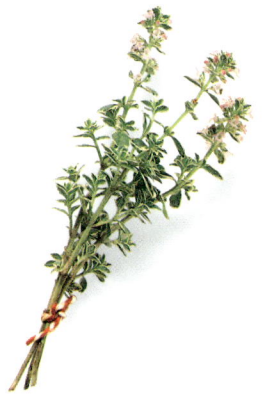

Thymian, der ursprünglich aus dem Mittelmeergebiet sowie aus Nord- und Westafrika stammt, wurde schon zur Zeit der Antike von den Ägyptern, Griechen und Römern geschätzt, im Mittelalter rühmten ihn Albertus Magnus und Hildegard von Bingen. Bei uns spielte der heimische Feldthymian oder Quendel *(Thymus serpyllum)* auch im Volksglauben eine große Rolle. So wurde er etwa am Abend vor der Walpurgisnacht zum Schutz des Viehs vor Verhexung in den Stall gehängt. Sein Name kommt entweder von der altägyptischen Bezeichnung für eine beim Einbalsamieren verwendete Thymianart mit Namen »tham« oder vom altgriechischen »thyein« = opfern, räuchern bzw. von »thumos« = Duft.

Thymian wird im Volksmund auch Demut, Echter Thymian, Gartenthymian, Künerle, Römischer Quendel, Welscher Quendel und Wurstkraut genannt.

Botanik: *Thymus vulgaris*, Familie der Lippenblütler; 30 bis 40 cm hoch; ausdauernd. Die kleinen, länglichen Blätter sind an den Rändern leicht eingerollt und unterseits behaart. Von Juni bis August erscheinen die in quirligen Blütenständen stehenden kleinen weißlichen, rosa- oder lilafarbenen Blüten, die mit ihrem intensiven Duft die Bienen anlocken.

72

Säen und pflanzen: Ab März auf der Fensterbank dünn aussäen und die Samen nur leicht mit Erde bedecken (Lichtkeimer, Seite 16). Die Sämlinge pikieren und später einzeln in größere Töpfe mit lockerer, sandiger, kalkhaltiger Erde setzen (Seite 17). Oder im Frühjahr ein bis zwei Jungpflanzen kaufen. Aussaat im Freien ab Mai in Töpfe und die Pflanzen später vereinzeln. Der ›Französische Thymian‹ (Sommerthymian) wächst schnell, ist aber frostempfindlich, der ›Deutsche Thymian‹ gedeiht langsam, dafür jedoch widerstandsfähiger ist.

Pflege:

▶ Thymian braucht einen sonnigen, warmen, trockenen, zugluftgeschützten Standort.

▶ Die Pflanzen nur sparsam wässern.

▶ Im Freien überwinternden Thymian in rauen Lagen mit einer Reisig- oder Strohabdeckung vor Frost schützen. Pflanzen im Frühjahr auf etwa 5 cm zurückschneiden.

▶ Thymian ab und zu mit wenig organischem Dünger versorgen (Schwachzehrer, Seite 20).

▶ Ältere Pflanzen können über Stecklinge oder durch Teilung vermehrt werden (Seite 18).

Andere bei uns erhältliche Thymianarten sind: Zitronenthymian, Orangenthymian, Lavendelthymian, Kümmelthymian. Quendel trifft man in Mitteleuropa auch wild wachsend an.

Ernte und Aufbereitung: Von Frühjahr bis zum Herbst können die Blätter und jungen Triebe geerntet werden. Thymian ist gut zum Trocknen geeignet (Seite 24). Dafür die Zweige kurz vor der Blüte um die Mittagszeit abschneiden.

Rezepte mit Thymian

Thymian passt hervorragend zu Knoblauch, Oliven, Rotwein, Tomaten, Pilzen, Hülsenfrüchten, mediterranen Gemüsegerichten und zu Wild- oder fetten Fleischgerichten, insbesondere zu Lamm. Er ist wichtiger Bestandteil des Bouquet garni und der Herbes de Provence (Seite 84). Orangen- und Zitronenthymian sind eine interessante Würze für Süßspeisen, und Thymianhonig ist ein köstlicher Brotaufstrich.

»In Goldnem schwebt ein
Duft von Thymian,
Auf einem Stein steht
eine heitere Zahl.
Auf einer Wiese spielen
Kinder Ball,
Dann hebt ein Baum vor
dir zu kreisen an.«
(aus »Der Spaziergang«
von Georg Trakl)

Lammkoteletts mit Thymian

3 Knoblauchzehen · 1 Zwiebel · 6 Thymianzweige · 3 EL Öl

1 Tasse trockener Rotwein · 1/2 TL Salz · Pfeffer · Saft von 1/2 Zitrone

8 Lammkoteletts · Öl zum Braten

1 Knoblauch und Zwiebel abziehen. Knoblauch zerdrücken, Zwiebel fein würfeln. **2** Thymian fein hacken. **3** Öl, Wein, Knoblauch, Thymian, Zwiebel, Salz, Pfeffer und Zitronensaft verrühren. **4** Koteletts waschen, trockentupfen und 30 Minuten in der Marinade ziehen lassen, dabei Fleisch öfter wenden. **5** Koteletts herausnehmen und mit Küchenkrepp abtupfen. **6** Fleisch im heißen Öl von beiden Seiten in je 5 Minuten braun braten, herausnehmen und warm stellen. **7** Marinade zum Bratfett geben, einkochen lassen und über die Koteletts gießen.

Thymian als Heilmittel

Wirkung: Stark keimtötend, geruchsabsorbierend, konservierend, stärkend, belebend und blähungshemmend, appetitfördernd, verdauungsanregend und auswurffördernd, beruhigend, krampflösend und harntreibend.

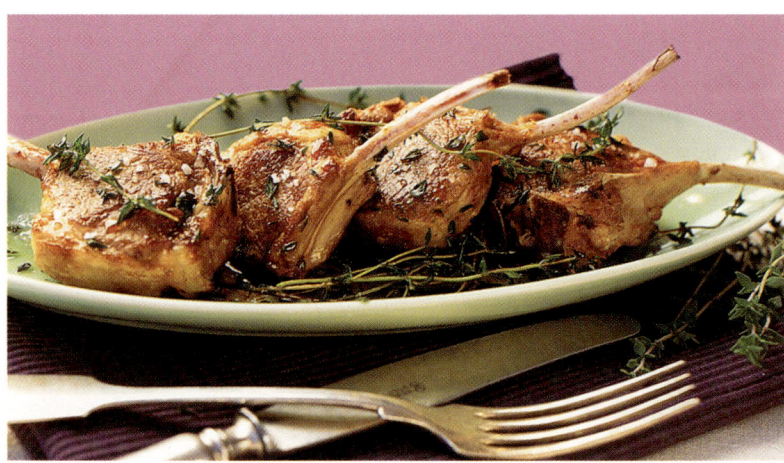

Erst durch frischen Thymian bekommen Lammkoteletts ihren besonderen Geschmack.

Thymiantee

1 TL getrocknete oder frische Thymianblättchen und -blüten mit $^1/_4$ l kochendem Wasser übergießen, zugedeckt ziehen lassen und nach 10 Minuten abseihen. Bei Bedarf täglich 2 Tassen davon trinken.

Thymiantee hilft bei Husten und Verschleimung sowie bei Blähungen. In der Antike und im Mittelalter trank man Thymiantee, um Kraft und Mut zu gewinnen bzw. um Schüchternheit und Minderwertigkeitsgefühle zu überwinden.

Thymian-Gesichtsdampfbad

2 Hand voll frische Thymianblätter oder -blüten in einer mittelhohen Schüssel mit 1 l kochendem Wasser überbrühen und zugedeckt 2 bis 3 Minuten ziehen lassen. Den Kopf über den heißen Dampf halten und möglichst dicht mit einem großen Frotteehandtuch abdecken. Nach 5 bis 10 Minuten das Gesicht kalt abwaschen, abtrocknen und etwas Feuchtigkeitscreme auftragen.

Ein Thymian-Gesichtsdampfbad wirkt desinfizierend bei Hautunreinheiten und heilend bei Atemwegsinfektionen oder bei Neben- und Stirnhöhlenentzündungen.

Aus alten Hausmittelbüchern

▶ Thymianduft vertreibt schlechte Stimmung und stärkt das Selbstvertrauen:
– Getrocknete Thymianzweige in einen Porzellantopf mit Deckel legen. Hin und wieder den Deckel lüften, um den Duft einzuatmen.
– Einen Topf mit Thymian ans Küchenfenster oder neben den Sitzplatz auf Balkon oder Terrasse stellen.
– Einen Strauß Thymian im Zimmer aufhängen oder -stellen.
▶ Zur Erleichterung bei Asthma: Thymian in Weißwein kochen, abseihen und morgens nüchtern 1 Schnapsgläschen davon trinken.
▶ Zur Nervenstärkung: Thymiantee mit Honig trinken.

Lassen Sie Kinder beim Inhalieren nie unbeaufsichtigt, da Verbrühungsgefahr besteht, wenn das Wasser versehentlich verschüttet wird. Die heilsame Wirkung des Thymians bei Erkrankungen der Atemwege beruht vor allem auf seinem ätherischen Öl.

Ysop

Ysop stammt aus dem östlichen Mittelmeerraum, wo er schon im Altertum bekannt und beliebt war. Bei uns wurde Ysop häufig in Burggärten angebaut – noch heute kommt er verwildert in der Umgebung von Burgen vor. Der lateinische Name leitet sich ab vom hebräischen »êzôb«. Die Bezeichnung »Kirchenysop« kommt wohl daher, weil die Worte des Psalmisten Eingang in die Liturgie gefunden haben.

Botanik: *Hyssopus officinalis*, Familie der Lippenblütler; 30 bis 60 cm hoch; ausdauernd, immergrün. Die kleinen, schmalen Blätter sind beidseitig behaart. Von Juli bis Oktober erscheinen in quirlartigen Blütenständen blaue Blüten, die Bienen und Schmetterlinge anlocken.

Säen und pflanzen: Aussaat ab April auf der Fensterbank und die Samen nur mit wenig Erde bedecken (Lichtkeimer, Seite 16). Die Sämlinge ausdünnen und später einzeln in Töpfe mit lockerer, sandiger, durchlässiger, kalkhaltiger Erde setzen (Seite 17). Da ein bis zwei Pflanzen für den Eigenbedarf meist reichen, ist es einfacher, Jungpflanzen zu kaufen, die jedoch nicht überall im Fachhandel angeboten werden. Ab Mai Aussaat im Freien möglich.

Die volkstümlichen Namen für Ysop sind Ispenkraut, Josefskraut, Kirchenysop oder Weinespenkraut.

Pflege:
- Ysop braucht einen sonnigen, warmen Standort.
- Die Pflanze sparsam wässern.
- Ysop im Frühjahr mit etwas organischem Dünger versorgen (Schwachzehrer, Seite 20).
- Im Freien überwinternde Pflanzen in rauen Lagen mit einer Abdeckung vor Kälte schützen und im Frühjahr zurückschneiden.
- Kräftige ältere Pflanzen können durch Teilung oder Stecklinge vermehrt werden (Seite 18).

»Entsündige mich mit Ysop, dass ich rein werde …«
(aus dem 51. Psalm, in dem David Gott um Vergebung bittet)

- **Ernte und Aufbereitung:** Blätter und junge Triebspitzen können jederzeit geerntet werden. Ysop ist sehr gut zum Trocknen geeignet (Seite 24). Dafür die Triebe kurz vor der Blüte schneiden.

Rezepte mit Ysop

Ysop passt gut zu Salaten, Fleisch (insbesondere zu Kalbfleisch), Geflügel, Fisch, Suppen und Obstsalaten. Er ist auch Bestandteil mancher Kräuterliköre, etwa des »Chartreuse«.

Den etwas strengen Geschmack und die keimhemmende Wirkung von Ysop machte man sich in früheren Zeiten zunutze, um nicht mehr ganz frisches Fleisch wieder genießbar zu machen.

Kalbfleisch mit Ysop

400 g Kalbfleisch · 2 Knoblauchzehen · 2 EL Öl · 2 TL Mehl
150 ml Brühe · Salz · Pfeffer · 100 g süße Sahne
2 TL fein gewiegte Ysopblätter

1 Fleisch waschen, trocknen und würfeln. Knoblauchzehen abziehen und fein hacken. **2** Das Fleisch von allen Seiten in heißem Öl anbraten und mit Mehl bestäuben. **3** Brühe und Knoblauch zugeben. Alles salzen und pfeffern und zugedeckt auf kleiner Flamme 45 Minuten schmoren. **4** 10 Minuten vor Ende der Garzeit die Sahne unterrühren und Ysop zugeben.

Ysop als Heilmittel

Wirkung: Appetitanregend, magenstärkend, verdauungsfördernd, blutstillend, schweißhemmend, krampflösend, harntreibend, entzündungshemmend, keimhemmend und auswurffördernd.

Aus alten Hausmittelbüchern

▶ Bei Zahnschmerzen: Ysop in Essig kochen und öfter damit den Mund spülen.
▶ Bei Magen-Darm-Störungen und Durchfall: Ysoptee trinken.
▶ Bei trockenem Husten: Ysoptee trinken.

Hildegard von Bingen sagt: »Der Ysop ist von trockener Natur und ist gemäßigt warm, und er ist von so großer Kraft, dass sogar der Stein ihm nicht widerstehen kann, der dort wächst, wo der Ysop hingesät wird.«

Weitere Küchenkräuter

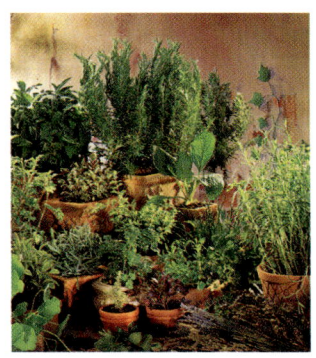

Viele unserer beliebten Kräuter stammen aus dem Mittelmeerraum.

Kapuzinerkresse *(Tropaeolum majus)*

Die einjährige Kapuzinerkresse gelangte im 16. Jahrhundert von Südamerika nach Europa und wurde bei uns wegen ihrer dekorativen gelben, orangefarbenen oder roten Blüten, die wie die Blätter gut in Salaten schmecken, lange Zeit nur als Zierpflanze kultiviert. Kapuzinerkresse bevorzugt nährstoffreiche Erde (Seite 15). Da sie sehr frostempfindlich ist, sollte man sie nicht vor Mai im Freien aussäen.

Eberraute *(Artemisia abrotanum)*

Wichtig! Während einer Schwangerschaft dürfen Sie Eberrautenblätter nicht innerlich verwenden!

Der ursprünglich im östlichen Mittelmeerraum beheimatete ausdauernde Strauch hat zarte, stark süßlich duftende, nach Zitrone riechende Fiederblätter, die Motten und Fliegen fernhalten, und kleine gelbe Blüten, die im Spätsommer erscheinen. Am einfachsten ist es, wenn Sie sich im Frühjahr eine Jungpflanze besorgen und sie in lockere, trockene, leicht kalkhaltige Erde (Seite 17) setzen. Die Blätter werden in der Küche als Braten- und Saucengewürz verwendet.

Liebstöckel *(Levisticum officinale)*

In der Volksmedizin werden die getrockneten Blätter als Tee bei Magen-Darm-Beschwerden und Nierenleiden eingesetzt.

Liebstöckel, das bereits im »Capitulare de villis« Karls des Großen erwähnt und auch von Hildegard geschätzt wurde, stammt ursprünglich aus dem Iran. Im Freiland erreicht die ausdauernde Pflanze, deren gelbe Blütendolden im Spätsommer erscheinen, eine Höhe von 1,80 m, im Topf wächst sie nicht ganz so hoch. Sie benötigt nährstoffreichen Boden (Seite 15) und eine sonnige bis halbschattige Lage. In der Küche werden die Blätter zum Würzen von Fleisch- und Eintopfgerichten verwendet. Am besten entfaltet sich ihr Aroma, wenn sie mitgekocht werden. Allerdings müssen sie vorsichtig dosiert werden, da bereits geringe Mengen sehr intensiv würzen.

Dost (Wilder Majoran, *Origanum vulgare*)

Der ausdauernde Dost ist eng verwandt mit dem Gartenmajoran (Seite 50) und kommt in Mitteleuropa an warmen Plätzen auch wild vor. Dost, dessen rosafarbenen oder violetten Blüten viele Bienen anlocken, gedeiht an sonnigen Plätzen in nährstoffarmem, lockerem, trockenem Boden. Ab Februar können Sie ihn auf der Fensterbank, ab April auch im Freien aussäen. Mit den frischen oder getrockneten Blättern würzt man Fisch, Pizza, Gemüse und Fleisch.

Portulak *(Portulaca oleracea)*

Der einjährige Portulak, der aus dem östlichen Mittelmeergebiet stammt, hat festfleischige kleine Blätter und unscheinbare gelbe Blüten. Er ist sehr frostempfindlich und sollte deshalb nicht vor Mitte Mai im Freien ausgesät bzw. gepflanzt werden, wo er nährstoffreiche Böden bevorzugt (Seite 15). Portulak wird wie Spinat zubereitet; mit den Blättern würzt man außerdem Salate, Suppen und Fleischgerichte.

Wichtig! Während einer Schwangerschaft dürfen Sie Portulakblätter nicht innerlich verwenden.

Pimpinelle *(Sanguisorba minor)*

Die ausdauernde Pflanze mit ihren gefiederten Blättern und den roten Blüten, die im Mai/Juni erscheinen, wächst bei uns wild auf trockenen Wiesen und an Wegrändern. Sie bevorzugt trockene, etwas kalkhaltige Erde (Seite 15) und einen sonnigen Platz. Pimpinelle ist Bestandteil der Frankfurter Grünen Sauce (Seite 81), schmeckt aber auch in anderen Saucen, Quark, Suppen und Salaten.

Sauerampfer *(Rumex acetosa)*

Der ausdauernde Sauerampfer, der bereits von den Römern kulinarisch und als Heilmittel verwendet wurde, wächst bei uns wild auf halbschattigen, feuchten Wiesen. Seine zarten Blätter schmecken leicht säuerlich, die grün-rötlichen Blüten erscheinen im April/Mai. Da eine Pflanze ausreicht, kaufen Sie am besten eine Jungpflanze.

Sauerampferblätter gehören in die Frankfurter Grüne Sauce, schmecken aber auch im Salat. Da sie etwas giftige Oxalsäure enthalten, dürfen sie allerdings nur in Maßen verwendet werden.

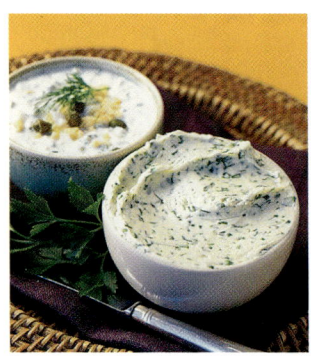

*Ein beliebter Klassiker:
frische Kräuterbutter.*

Klassische Kräuterrezepte

Die folgenden Rezepte sind so »klassisch«, dass sie heute in vielen Kochbüchern als standardisiertes Kochwissen vorausgesetzt werden und deshalb auch nur noch selten zu finden sind.

Vielleicht ist es Ihnen ja auch schon manchmal so ergangen: Eigentlich »müssten« Sie wissen, wie etwas so Einfaches wie eine Vinaigrette hergestellt wird oder woraus die Herbes de Provence oder das Bouquet garni bestehen, und dann hilft nichts als Blättern und Suchen. Deshalb an dieser Stelle zur »Auffrischung« oder – für Kochlehrlinge – zum Kennenlernen die bekanntesten Kräuterrezepte, die mit frischen Kräutern am besten schmecken.

Kräuter-Vinaigrette

*1 EL Balsamicoessig · Salz · frisch gemahlener weißer Pfeffer · 1 Prise Zucker
$^1/_2$ TL Senf · $^1/_2$ Zwiebel · 3 EL Öl · 2 EL fein gehackte frische Kräuter*

Als Faustregel bei der Zubereitung einer Vinaigrette gilt: Auf 1 Teil Essig kommen 3 Teile Öl.

1 Essig, Salz, Pfeffer, Zucker und Senf kräftig mit dem Schneebesen verrühren. **2** Die Zwiebel abziehen, fein würfeln und zufügen. **3** Das Öl langsam unterrühren und die Kräuter untermischen.

Diese klassische Sauce schmeckt zu Blatt- und Rohkostsalaten, gekochtem Fleisch, gegrilltem Fisch und hart gekochten Eiern. In der Regel wird sie mit Petersilie und Schnittlauch zubereitet, interessante Varianten sind aber auch Basilikum, Borretsch, Dill, Kerbel, Kresse oder Minze.

Anstelle von Balsamicoessig können Sie auch einen anderen guten Essig verwenden, beispielsweise Rot- oder Weißweinessig. Gut schmeckt die Vinaigrette außerdem mit etwas zerdrücktem Knoblauch und/oder ein wenig süßer oder saurer Sahne.

Kräuterbutter

125 g Butter · 2 EL fein gehackte frische Kräuter nach Wahl

1 Butter weich rühren und die Kräuter sorgfältig untermischen.
2 Aus der Butter einen Block oder eine Rolle formen und die Butter im Kühlschrank fest werden lassen.

Kräuterbutter schmeckt sehr gut zu kurz gebratenem Fleisch, als Suppenwürze (ein Stückchen vor dem Servieren hineingeben) und auf frischem Weiß- oder Schwarzbrot. Köstlich ist auch ein französisches Baguette, das quer aufgeschnitten großzügig mit Kräuterbutter bestrichen und im Backofen bei 180 °C (Gas Stufe 2–3) geröstet wird.

Für die Kräuterbutter und die grüne Kräutersauce können Sie im Winter oder wenn es schnell gehen muss, auch tiefgefrorene Kräuter verwenden.

Grüne Kräutersauce

2 Hand voll frische Kräuter (Borretsch, Estragon, Kerbel, Kresse, Schnittlauch) · 1 Gewürzgurke · 2 Eier · 1 Zwiebel · 1 Knoblauchzehe 125 g Mayonnaise · 125 g Naturjoghurt · 2 EL Senf · Saft von $^{1}/_{2}$ Zitrone 1 EL Kapern · Salz · frisch gemahlener Pfeffer · Zucker

1 Kräuter und Gewürzgurke sehr fein hacken. **2** Eier hart kochen, kalt abschrecken, pellen und fein würfeln. **3** Zwiebel abziehen und in feine Würfel schneiden. Knoblauchzehe abziehen und fein zerreiben. **4** Mayonnaise und Joghurt mischen. **5** Kräuter, Gewürzgurke, Eier, Zwiebel, Knoblauch, Senf, Zitronensaft und Kapern unterrühren. **6** Alles gut vermischen und mit Salz, Pfeffer und Zucker abschmecken.

Diese grüne Sauce passt gut zu Pellkartoffeln, gekochtem Rindfleisch oder gedünstetem Fisch. Zur klassischen »Frankfurter Grünen Sauce«, einem Leibgericht Goethes, gehören außerdem noch Sauerampfer und Pimpinelle – beide Kräuter können Sie ebenfalls ganz leicht im Topf ziehen (Seite 79). Kein »Stilbruch« ist es übrigens, wenn Sie sich aus den Kräutern, die auf der Fensterbank wachsen oder auf Terrasse oder Balkon verfügbar sind, Ihre ganz eigene grüne Sauce zubereiten.

Käse in Öl und Kräutern

250 g Schafskäse oder Schnittkäse aus Kuhmilch oder Tofu
je 1 Zweig Rosmarin, Thymian und Majoran · 2 abgezogene Knoblauch-
zehen · einige Oliven · gutes Olivenöl

1 Käse würfeln, zusammen mit Kräutern, Knoblauch und Oliven in ein Glas mit Schraubdeckelverschluss schichten und mit Olivenöl auffüllen.   **2** Das Glas gut verschließen und alles einige Tage im Kühlschrank durchziehen lassen.

Der eingelegte Käse schmeckt köstlich zu knusprigem Fladenbrot, das Öl können Sie sehr gut für Salatmarinaden verwenden.

Kräutertorte

100 g kalte Butter · 200 g Mehl · 1 Ei · ¹/₂ TL Salz
Belag: 50–100 g gemischte frische Kräuter nach Wahl · 3 Knoblauchzehen
400 g Ricotta (oder anderer Frischkäse) · 2 Eier · 100 g süße Sahne
100 g geriebener Käse · Salz · frisch gemahlener Pfeffer · Fett für die Form

1 Butter in Flöckchen, Mehl, Ei und Salz rasch zu einem Mürbeteig verkneten und Teig zugedeckt 30 Minuten kühl stellen.   **2** Kräuter fein wiegen. Knoblauch abziehen und durch die Presse drücken. **3** Ricotta, Eier, Sahne, Käse und Knoblauch gut vermischen. Die Kräuter unterrühren und alles mit Salz und Pfeffer abschmecken. **4** Pieform von 26 cm Durchmesser einfetten. Mürbeteig auf Backformgröße ausrollen und Boden und Rand der Form damit auskleiden. Teig mehrmals mit einer Gabel einstechen.   **5** Kräutermasse auf dem Teigboden verteilen.   **6** Backofen auf 220 °C (Gas Stufe 4–5) vorheizen. Torte in etwa 40 Minuten goldbraun backen.

Für dieses Rezept, das für 4 Personen berechnet ist, eignen sich vor allem Petersilie und Basilikum, dazu etwas Borretsch, Dill, Kerbel, Bohnenkraut, Schnittlauch und vielleicht noch ein wenig Salbei, Rosmarin, Thymian, Lavendel und Ysop.

Der geschmacksneutrale Tofu ist eine Art schnittfester Sojaquark, der sehr eiweißreich ist und kein Cholesterin enthält. Er eignet sich gut für viele verschiedene Rezepte, sollte jedoch vor der Weiterverarbeitung stets mariniert werden, wofür sich insbesondere Kräuter eignen.

Bereits in der Renaissancezeit gab es zahlreiche Rezepte für Kräutertorten, die stets üppig mit Käse, Speck, Eiern und einer Fülle verschiedener Kräuter belegt wurden.

Ratatouille

*500 g Auberginen · 500 g Tomaten · 300 g Zucchini · 300 g grüne Paprika-
schoten · 1–2 Zwiebeln · 2 Knoblauchzehen · Salz · 2–3 EL Olivenöl
frisch gemahlener Pfeffer · 2 EL fein gehackte Kräuter der Provence
(Rosmarin, Thymian, Lavendel, Salbei, Bohnenkraut) · Saft von $^1/_2$ Zitrone*

1 Auberginen, Tomaten und Zucchini waschen, trockentupfen, putzen und in Scheiben schneiden. Paprikaschoten waschen, trockentupfen, halbieren, entkernen und in Streifen schneiden. Zwiebeln abziehen und in Ringe schneiden. Knoblauchzehen abziehen und fein
schneiden. **2** Auberginenscheiben salzen, 10 Minuten ziehen lassen und mit Küchenkrepp trockentupfen. **3** Auberginen in einem
flachen weiten Topf in heißem Öl von beiden Seiten anbraten, auf
Küchenkrepp legen und Fett abtupfen. **4** Im gleichen Öl die
Zwiebelringe goldbraun braten. **5** Schichtweise Auberginen, Tomaten, Zucchini und Paprika darüber legen. Jede Schicht mit Salz,
Pfeffer, Kräutern, Knoblauch und Zitronensaft würzen. **6** Gemüse zugedeckt auf kleiner Flamme 30 Minuten schmoren und zu
Weißbrot, Reis oder Nudeln servieren.

**Für diesen Klassiker der
französischen Mittel-
meerküche, der für
4 Personen berechnet ist,
gibt es verschiedene
Rezepte, doch immer
sind Auberginen, Toma-
ten und natürlich Herbes
de Provence (Seite 84)
die wichtigsten Zutaten.**

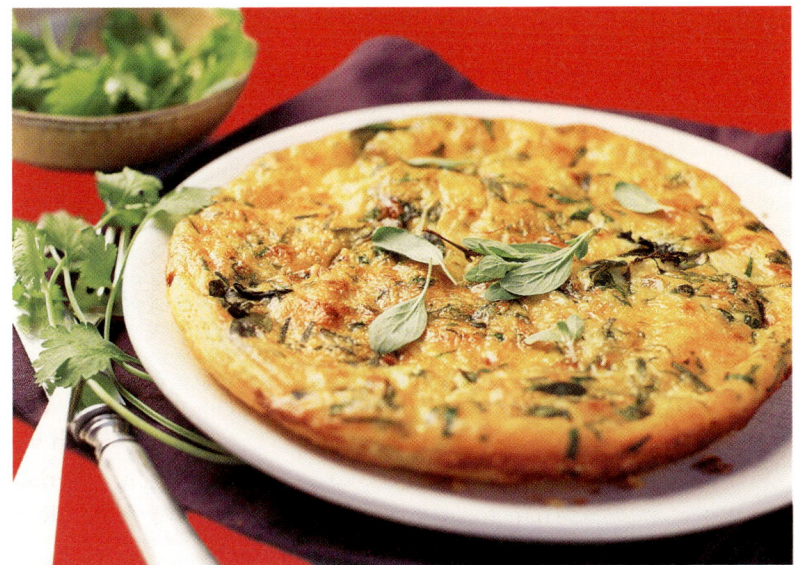

*Die Kräutertorte kann
sowohl als Hauptgericht oder,
in kleineren Portionen, als
Vorspeise gereicht werden.*

Kräuter »pur«

Fines herbes

*Petersilie · Kerbel · Schnittlauch · Estragon zu gleichen Teilen oder
4 Teile Petersilie · je 2 Teile Schnittlauch und Kerbel · 1 Teil Estragon*

Die Kräuter der Provence schmecken nicht nur gut, sondern wirken außerdem entspannend, entkrampfend und verdauungsfördernd. Sie werden auch als fertige Mischung in Gläsern im Supermarkt, Naturkostladen oder Reformhaus angeboten – allerdings in sehr unterschiedlicher Qualität.

Mit Fines herbes, den »feinen Kräutern«, werden traditionell vor allem Eierspeisen, Salate, Geflügel und Fisch zubereitet. Wichtig ist, die Kräuter erst nach dem Garen zuzugeben, damit sie ihr feines Aroma nicht verlieren.

Bouquet garni

3 Stiele Petersilie · 1 Zweig Thymian · 1 Lorbeerblatt

Die Kräuter mit einem Baumwollfaden zusammenbinden oder an eine geputzte Sellerie- oder Lauchstange binden (daher die Bezeichnung »Bouquet garni« = umhülltes Sträußchen).

Das Bouquet garni ist eine unentbehrliche Suppenwürze, wird traditionell aber auch für viele Saucen oder Gemüsegerichte verwendet, wobei man es immer nach dem Garen entfernt. Neben der klassischen Zusammensetzung Petersilie – Thymian – Lorbeer gibt es noch zahlreiche weitere Varianten.

Herbes de Provence (Kräuter der Provence)

Von dieser inzwischen auch hierzulande beliebten Würzmischung gibt es ebenfalls mehrere Varianten. Meist sind Bohnenkraut, Lavendel, Lorbeer, Rosmarin und Thymian beteiligt, mitunter werden aber auch Basilikum, Salbei, Ysop und andere Kräuter verwendet.

Herbes de Provence passen besonders gut zu vielen mediterranen Gemüsegerichten, etwa zu Ratatouille (Seite 83).

Gesunde Kräuterteemischungen

Wie Sie bei den einzelnen Kräuterporträts gesehen haben, können Sie aus vielen Küchenkräutern auch Tees herstellen. Im Folgenden finden Sie einige bewährte Teemischungen, die nicht nur gut schmecken, sondern auch bei unterschiedlichen Beschwerden helfen. Beachten Sie zuvor jedoch bitte immer mögliche Einschränkungen bei der Anwendung, die Sie bei den jeweiligen Kräuterporträts finden. In Zweifelsfällen fragen Sie lieber Ihren Arzt.

Wichtig: Wenn Sie einen Kräutertee auch ohne Beschwerden über längere Zeit regelmäßig trinken wollen, sollten Sie nach 4 Wochen eine Mindestpause von einem Monat einlegen.

Für die Teemischungen eignen sich frische oder getrocknete Kräuter, wobei letztere nicht älter als 1 Jahr sein sollten.

Beschwerde	Teemischung
Blähungen	Bohnenkraut, Dill (Kraut oder Samen), Lavendel, Majoran
Erkältung/grippaler Infekt	Pfefferminze, Ysop
Husten	Thymian, Salbei, Ysop
Kopfschmerzen	Melisse, Lavendel, Basilikum
Nervosität	Melisse, Lavendel, Rosmarin, Majoran, Basilikum
Schlafstörungen	Basilikum, Dill (Kraut oder Samen), Melisse, Lavendel
Nervöse Magen-Darm-Beschwerden	Melisse, Pfefferminze, Bohnenkraut, Lavendel
Zahnfleischentzündung	Rosmarin, Salbei, Thymian (Mundspülung)
Übermäßiges Schwitzen	Ysop, Salbei
Zur Anregung des Appetits	Bohnenkraut, Basilikum
Übelkeit, Brechreiz	Pfefferminze, Melisse

Zubereitung: 2 bis 3 TL Teemischung aus frischen Blättern oder 1 TL getrocknete Teemischung mit $1/4$ l kochendem Wasser übergießen, 5 bis 10 Minuten zugedeckt ziehen lassen und abseihen. Von dem Tee bei Bedarf täglich 2 bis 3 Tassen warm trinken. Den Tee können Sie nach Belieben noch mit etwas Honig und/oder Zitronensaft aromatisieren.

Mit Kräutern heilen

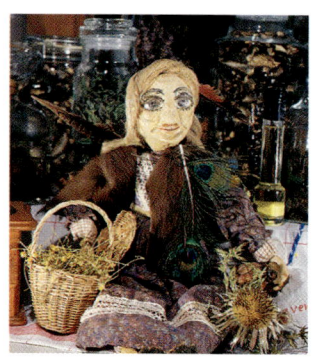

Die Benediktineräbtissin Hildegard von Bingen (1098–1179) hat uns neben ihren philosophischen und theologischen Schriften auch zahlreiche Ernährungsratschläge für Kranke und Gesunde hinterlassen, wobei sie besonderen Wert auf Küchenkräuter und Gewürze legte. Dabei machte sie meist keinen Unterschied zwischen den Eigenschaften einer Pflanze als Gewürz und als Heilkraut. So gab sie etwa den Rat, Kümmel über Käse zu streuen, um ihn bekömmlicher zu machen, oder Beifuß bei Fleischgerichten mitzukochen, um einen empfindlichen Magen nicht zu überlasten. Außerdem warnte sie stets vor übertriebener Askese und unvernünftigem Fasten, weil sie die Bedeutung einer guten Ernährung auch für die Seele erkannt hatte: »Die Speisen sollen zur Erquickung im rechten Maß verteilt werden, damit es der treuen Gefolgschaft nicht an Freude der Seele ermangele.«

Hildegard von Bingens Ratschlag vom »rechten Maß« war auch die wichtigste Maxime der großen Ärzte und Philosophen der Antike.

Kräuter in der alten Volksheilkunde

Auch in der Volksheilkunde spielten die Kräuter seit dem Mittelalter eine wichtige Rolle. Sie wurden nach dem Vorbild der Klostergärten in den Bauerngärten gezogen und sowohl in der Küche als auch zum Heilen verwendet. Im Laufe der Jahrhunderte geriet das Wissen um ihre Heilkraft allerdings nach und nach in Vergessenheit, was wahrscheinlich auf die Angst aus der Zeit der Hexenverfolgungen zurückzuführen ist, die in Deutschland zwischen dem 15. und 18. Jahrhundert wütete. In dieser Zeit entstand das Bild der »Hexenkräuter«, da vor allem die kräuterkundigen Frauen häufig als Hexen bezeichnet wurden. Ihre Fähigkeit, mit Hilfe der Kräuter den Menstruationszyklus zu regulieren, Empfängnis zu verhüten, Abtreibungen vorzunehmen und Lust und Potenz zu steigern, wurde jahrhundertelang nachhaltig von der Kirche bekämpft, bis von dem alten Kräuterwissen nur noch Bruchstücke vorhanden waren.

Moderne Pflanzenheilkunde (Phytotherapie)

Unsere moderne, naturwissenschaftlich orientierte Pflanzenheilkunde, die Phytotherapie, leitet sich ab aus dieser alten und zeitweise vergessenen Kräuterheilkunde. Wie an alle anderen Medikamente werden heute natürlich auch an die pflanzlichen Arzneimittel, die Phytopharmaka, strenge Anforderungen hinsichtlich ihrer Inhaltsstoffe gestellt, bevor sie für den Markt freigegeben werden. Das bedeutet, sie müssen einen Mindestgehalt an nachgewiesenen Wirkstoffen haben und werden in vielen Studien auf mögliche Nebenwirkungen überprüft.

Heute sind schon viele Heilpflanzen erforscht, die diesem hohen Standard entsprechen. Bei anderen, die ebenfalls zum alten Arzneipflanzenschatz gehören, sind noch nicht alle Inhaltsstoffe untersucht, und es fehlen anerkannte Studien über ihre Wirksamkeit.

Das Bundesinstitut für Arzneimittel und Medizinprodukte in Berlin, das die Nachfolge des früheren Bundesgesundheitsamtes (BGA) übernommen hat, hat auch für einige Küchenkräuter bestimmte Anwendungsgebiete anerkannt, die in der folgenden Tabelle aufgelistet sind.

Phytopharmaka gibt es in unterschiedlichen Zubereitungen: Die getrockneten Pflanzenteile werden als Tee, in Tablettenform, als frischer Presssaft oder als alkoholischer Extrakt angeboten.

Phytopharmaka haben als Basis die getrockneten Pflanzenteile.

87

Getrocknete Pflanzenteile	Anwendungsgebiete
Lavendelblüten	Unruhezustände, Einschlafstörungen, nervös bedingte Magen-Darm-Beschwerden
Melissenblätter	nervös bedingte Einschlafstörungen, Magen-Darm-Beschwerden
Petersilienkraut und -wurzeln	Erkrankungen der ableitenden Harnwege (Durchspülungstherapie)
Pfefferminzblätter	krampfartige Beschwerden im Magen-Darm-Bereich und der Gallenblase und -wege
Rosmarinblätter	mangelnde Magen-Darm-Funktion (Dyspepsie), Kreislaufbeschwerden
Salbeiblätter	Entzündung der Mund- und Rachenschleimhaut, mangelnde Magen-Darm-Funktion (Dyspepsie), vermehrte Schweißsekretion
Thymianblätter und -blüten	Husten, Bronchitis, Keuchhusten und Katarrhe der oberen Luftwege

Ätherische Öle

Ein Kräutergarten auf der Fensterbank ist eine äußerst wirksame natürliche Barriere gegen ungebetene Gäste, denn Mücken, Fliegen und andere lästige Insekten können den Geruch von ätherischen Ölen nicht ausstehen.

Die Heilkraft der Küchenkräuter, aber auch ihr Duft und Geschmack, ist vor allem auf ihren hohen Gehalt an ätherischen Ölen zurückzuführen. Während man die ätherischen Öle in der Wissenschaft früher vielfach als Abfallprodukte der Pflanze betrachtete, weiß man heute, dass sie sowohl wichtige Funktionen im Pflanzenorganismus erfüllen als auch eine positive Wirkung auf den Menschen haben.

Ätherische Öle entstehen im Stoffwechsel der Pflanze, werden in bestimmten Zellen oder Hohlräumen gespeichert und über die Blüten, Blätter oder andere Pflanzenteile, etwa Haare, nach außen abgegeben. Anders als fette Öle sind ätherische Öle leicht flüchtig. In Wasser sind sie nur schwer löslich, gut dagegen in Alkohol und Fetten.

Der starke Geruch, den die Pflanzen durch die ätherischen Öle aus-strömen, lockt Bienen und andere Bestäuber an, während Fressfeinde und Parasiten abgeschreckt werden und ein natürlicher Schutz vor Mikroorganismen wie Bakterien und Pilzen entsteht. Darüber hinaus bilden die ätherischen Öle eine Art Schutzfilm gegen übermäßige Wasserverdunstung.

Daneben beeinflussen viele dieser Öle das menschliche vegetative Nervensystem und die von ihm gesteuerten Organe, vor allem die Verdauungs- und die Harn- und Geschlechtsorgane. Je nach Zusammensetzung wirken sie anregend, beruhigend, ausgleichend, entkrampfend, antidepressiv, angstlösend oder kräftigend. Manche ätherische Öle werden insbesondere wegen ihrer keimtötenden und entzündungshemmenden Wirkung gegen Bakterien und Pilze, teilweise auch gegen Viren eingesetzt, während andere wiederum vor allem die Durchblutung fördern.

Die meisten ätherischen Öle werden durch Wasserdampfdestillation, andere dagegen durch ein kompliziertes Extraktionsverfahren aus Blüten, Blättern, Früchten oder Wurzeln der einzelnen Pflanzen gewonnen, weshalb sie in der Regel nicht billig sind. Die meisten Öle werden äußerlich angewendet – durch direktes Auftragen auf die Haut bzw. in Form von Umschlägen oder Badezusätzen oder aber – auf dem direktesten Weg – über das Einatmen.

Im Gegensatz zu fetten Ölen wie etwa Olivenöl oder Sonnenblumenöl hinterlassen ätherische Öle auf Papier keinen bleibenden Fleck.

Die Kraft der Düfte

Düfte und Duftessenzen werden über die Riechschleimhaut in der Nase direkt zum Gehirn oder – noch genauer – zum Limbischen System weitergeleitet. Dieses liegt an der Basis des Vorderhirns und ist für das Unterbewusste und unser Gefühlsleben zuständig. Deshalb können Düfte unter Umgehung des rationalen, denkenden Gehirns lang vergessene Erinnerungen wiederbeleben und Wohlgefühl oder Entspannung, aber auch Unbehagen oder Ängste wachrufen, noch ehe wir überlegen können, was es mit dem gerade eben wahrgenommenen Duft auf sich hat. Mit Hilfe einer Duftlampe kann man sich diesen Mechanismus auf einfache Weise zunutze machen.

Duftöllampen

Die Wirkung der ätherischen Öle oder Ölmischungen entfaltet sich mit am besten in einer Duftlampe. Geben Sie die entsprechende Menge Öl bzw. Ölmischung in eine mit Wasser gefüllte Lampenschale, und zünden Sie das darunter stehende Teelicht an.

Nachfolgend finden Sie einige wenige Beispiele für die zahlreichen Kombinationsmöglichkeiten von ätherischen Öle.

▶ **Duftmischung zur Entspannung:** 6 Tropfen Lavendelöl, 2 Tropfen Majoranöl

▶ **Duftmischung bei Erkältung:** 4 Tropfen Ysopöl, 2 Tropfen Salbeiöl, 2 Tropfen Thymianöl

▶ **Duftmischung bei Bronchitis:** 3 Tropfen Lavendelöl, 5 Tropfen Pfefferminzöl

▶ **Duftmischung zur Konzentrationsförderung:** 5 Tropfen Rosmarinöl, 2 Tropfen Melissenöl, 1 Tropfen Pfefferminzöl

Hilfreich bei Kopfschmerzen ist eine Mischung aus 4 Tropfen Basilikumöl und 2 Tropfen Lavendelöl. Bei Schlafstörungen können Sie es mit einer Mischung aus 6 Tropfen Lavendelöl und 2 Tropfen Melissenöl probieren.

Senf- und Lauchöle – mit Schärfe gegen Keime und freie Radikale

Seit dem Altertum nutzt man die vielfältigen Heilwirkungen von Knoblauch, Zwiebel, Rettich und Meerrettich. Verantwortlich dafür sind in erster Linie die in diesen Pflanzen enthaltenen Lauch- und Senföle, die in etwas geringerer Menge auch in einigen Küchenkräutern zu finden sind. Sie wirken vor allem keimtötend und schützen den Organismus vor freien Radikalen, die die Zellmembranen beschädigen oder zerstören, wenn der Körper durch Umweltgifte, schlechte Ernährung, Medikamente und Rauchen geschwächt ist, und machen damit den Weg für Krankheiten frei. Man weiß heute, dass freie Radikale bei der Entstehung von Arteriosklerose, Herzinfarkt, Rheuma oder Krebs eine wichtige Rolle spielen. Durch die Aufnahme möglichst vieler Antioxidantien (Radikalfänger) über die Nahrung können wir uns vor einem Übermaß an freien Radikalen schützen. Zu diesen

Antioxidantien zählen neben den Lauchölen auch andere in Kräutern vorhandene Inhaltsstoffe (Seite 92), nämlich Karotinoide, Flavonoide und Vitamine sowie manche ätherische Öle.

Senföle

Vor allem die in allen Kressearten (Brunnenkresse, Kapuzinerkresse, Gartenkresse) und in der Rauke enthaltenen scharfen Senföle haben eine stark keimtötende Wirkung. Insbesondere die in Peru beheimatete Kapuzinerkresse (Seite 78), die längst auch bei uns heimisch ist, hat einen hohen Gehalt an Benzylsenföl, das stark antibiotisch wirkt (im Übermaß genossen kann es allerdings zu schmerzhaften Reizungen der Augen, Nase und des Verdauungs- und Harntrakts führen).

Die Andenbewohner setzen Kapuzinerkresse seit Jahrtausenden bei der Behandlung unterschiedlicher Infektionskrankheiten ein.

Lauchöle

Stark keimtötend wirken auch die schwefelhaltigen Lauchöle. Außerdem senken sie den Cholesteringehalt im Blut und stärken das Immunsystem, indem sie den Organismus vor freien Radikalen schützen. Lauchöle sind vor allem im Schnittlauch enthalten (Seite 70), allerdings nicht in so großer Menge wie beispielsweise im Knoblauch.

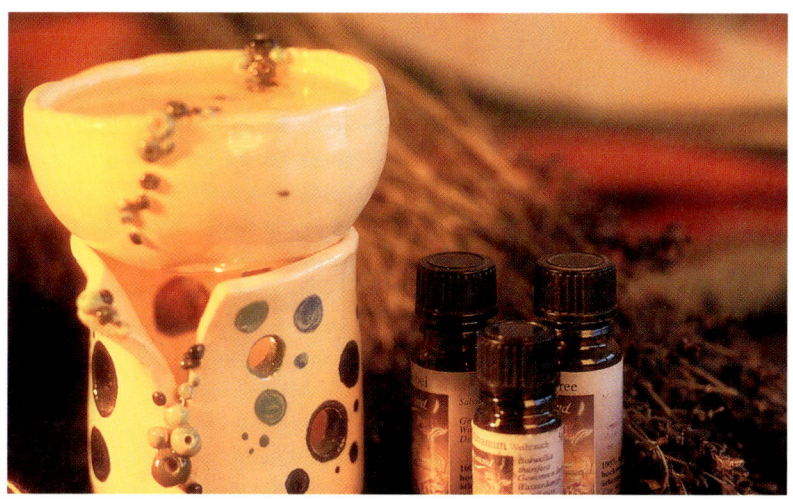

Die Auswahl an Duftmischungen ist mittlerweile sehr groß. Lassen Sie sich in einer Apotheke oder Drogerie beraten.

Sekundäre Pflanzenstoffe

Neben den ätherischen Ölen sowie den Senf- und Lauchölen sind in den Küchenkräutern noch eine Fülle anderer so genannter sekundärer Pflanzenstoffe enthalten, die jeweils unterschiedliche Funktionen erfüllen:

Saponine wirken schleimlösend, entzündungshemmend, immunstärkend, cholesterinsenkend und krebsvorbeugend. Sie kommen in größeren Mengen vor allem in Salbei und Rosmarin vor.

Flavonoide sind in vielen Küchenkräutern enthalten und wirken herz- und kreislaufstärkend sowie beruhigend bei Magen-Darm-Beschwerden. Flavonoide sind vor allem in Basilikum, Lavendel, Pfefferminze, Rosmarin, Salbei, Petersilie, Thymian und Ysop enthalten.

Bitterstoffe sind in fast allen Küchenkräutern enthalten. In chemisch unterschiedlicher Zusammensetzung bringen sie vor allem die Verdauungssäfte zum Fließen. Einige haben auch eine beruhigende oder kräftigende Wirkung. Bestimmte Bitterstoffe sind beispielsweise in Beifuß, Bohnenkraut, Dost, Majoran, Pfefferminze, Rosmarin und Salbei enthalten.

Gerbstoffe kommen ebenfalls in vielen Küchenkräutern vor. Sie wirken zusammenziehend auf Haut und Schleimhäute und bilden eine Schutzschicht, die bei Durchfallerkrankungen oder bei Hautreizungen und -entzündungen hilfreich ist. Sie sind vor allem in Bohnenkraut, Basilikum, Dost, Lavendel, Majoran, Pfefferminze, Rosmarin, Salbei, Thymian und Ysop enthalten.

Schleimstoffe sind kohlenhydrathaltige Substanzen, die in Wasser aufquellen und reizlindernd, hustenstillend und schleimhautschützend wirken. Sie sind in Bohnenkraut, Borretsch und Dill enthalten.

Karotinoide färben Pflanzenteile gelb, orange oder rot. Als starke Antioxidantien schützen sie den Körper vor der zellschädigenden Wirkung der freien Radikale. Karotinoide sind beispielsweise in Gartenkresse enthalten.

Außerdem enthalten Küchenkräuter viele **Vitamine,** von denen einige starke Antioxidantien sind, etwa Vitamin C, E und A, sowie zahlreiche **Mineralstoffe** und **Spurenelemente.**

> **Weil sich einige der sekundären Inhaltsstoffe unter Einwirkung von Sauerstoff bald zersetzen, sollten Sie Ihre Küchenkräuter nur in luftdicht verschlossenen Gefäßen aufbewahren.**

Homöopathie

Von wenigen Ausnahmen abgesehen werden Küchenkräuter auch in der Homöopathie verwendet, einem bewährten Naturheilverfahren, das auf den deutschen Arzt Samuel Hahnemann (1755–1843) zurückgeht und heute immer mehr Anhänger findet.

Das Grundprinzip der Homöopathie, »Ähnliches möge mit Ähnlichem geheilt werden«, basiert auf Hahnemanns Erfahrung, dass vielen Kranken mit einem Mittel geholfen werden kann, das beim Gesunden ähnliche oder die gleichen Symptome hervorruft, wie sie der Kranke zeigt. Das richtige Mittel unterdrückt die Symptome nicht, sondern hilft bei der Auseinandersetzung mit der Krankheit, indem es gezielte Heilreize im Organismus aktiviert, die uns meist dauerhafter genesen lassen als »chemische Keulen«.

In der folgenden Übersicht finden Sie häufig verwendete Mittel aus dem Kräuterbereich sowie die jeweils wichtigsten Anwendungsgebiete, nicht jedoch die Symptome, nach denen der Homöopath das jeweils passende Mittel aussucht, da diese individuell sehr verschieden sein können.

Die homöopathischen Arzneimittel werden in Form von Tropfen, Globuli (Milchzuckerkügelchen) und als Tabletten in unterschiedlichen Potenzen (= Verdünnungen) angeboten.

Homöopathisches Arzneimittel	Anwendungsgebiete
Abrotanum (aus Eberraute)	Appetitlosigkeit, Schwächezustände
Basilicum (aus Basilikum)	Schleimhautkatarrh, Harnleiterentzündung
Levisticum (aus Liebstöckel)	Harnwegsentzündung, Magenschleimhautentzündung
Melissa (aus Melisse)	Nervenschwäche, nervöse Herzleiden, Blähungen, Schlafstörungen
Mentha piperita (aus Pfefferminze)	Gallenleiden, Husten, Halsschmerzen
Petroselinum (aus Petersilie)	Blasenentzündung, Harnröhrenentzündung
Rosmarinus (aus Rosmarin)	Abgespanntheit, Kopfweh
Salvia (aus Salbei)	Übermäßiges Schwitzen
Thymus vulgaris (aus Thymian)	Erkrankungen der Atemwege und des Magen-Darm-Trakts

Impressum

© 1999 W. Ludwig Buchverlag GmbH in der Verlagshaus Goethestraße GmbH & Co. KG, München
Alle Rechte vorbehalten. Nachdruck – auch auszugsweise – nur mit Genehmigung des Verlages.

Redaktion:
Christine Pfützner,
Kerstin Wenzel

Projektleitung:
Berit Hoffmann

Redaktionsleitung:
Dr. Reinhard Pietsch

Bildredaktion:
Gabriele Feld

Umschlag:
Till Eiden

DTP/Satz:
Irmi Putterer, München

Produktion:
Manfred Metzger

Druck:
Weber Offset, München

Bindung:
R. Oldenbourg, München

Gedruckt auf chlor- und säurearmem Papier

Printed in Germany

ISBN 3-7787-3723-6

Über die Autorin

Dr. Gertrud Scherf arbeitete bereits als Lehrerin, bevor sie im Fach Biologiedidaktik promovierte. Nachdem sie zunächst auch verschiedene Funktionen an der Universität München hatte, ist sie nun als freie Autorin, Redakteurin und Übersetzerin tätig. Ihre bevorzugten Themenbereiche sind Natur und deren Schutz, Kulturgeschichte von Pflanzen und Tieren, Heil- sowie Nutzpflanzen, Tier- und Pflanzenmythologie und allgemeine Themen aus der Biologie. Neben zahlreichen Fachpublikationen zur Biologiedidaktik erschienen auch Bücher über Umweltschutz, Trinkwasserversorgung, Heilpflanzen, ein Wörterbuch Biologie sowie ein Buch über die Rolle des Wolfes in der niederbayerischen Sage.

Bildnachweis

AKG, Berlin: 6, 9; Botanik - Bildarchiv Laux, Biberach a. d. Riß: 30, 86; Das Fotoarchiv, Essen: 7 (A. Riedmiller); Image Bank, München: 10 (B. Lambert), 14 (D. Gould); IFA-Bilderteam, München: 22 (Digul); Mauritius, Mittenwald: 13 (Hubatka), 91 (Fichtl); Nagy, Michael, München: Titel; Schwarzwald, Oliver: 37, 56, 69, 71, 74, 80, 83; Südwest Verlag, München: 21 (J. Heller), 29, 53, 63 (A. Schliack), 34, 41, 43 (C. Kargl / U.S.), 39 (SW – Archiv), 49 (C. Rehm), 1, 61 (P. Rees), U 4, 32, 45, 50, 59, 66, 72, 78, 87 (K. Newedel)

Hinweis

Das vorliegende Buch ist sorgfältig erarbeitet worden. Dennoch erfolgen alle Angaben ohne Gewähr. Weder Autor noch Verlag könne für eventuelle Schäden, die aus den im Buch gemachten Hinweisen resultieren, eine Haftung übernehmen.

Anmerkung der Redaktion

Diesem Buch liegt die im Juli 1996 in Wien beschlossene und seit 1.8.1998 verbindliche Neuregelung der deutschen Rechtschreibung zu Grunde.

Rezepteregister

Sachregister